BEI GRIN MACHT SICH IHR WISSEN BEZAHLT

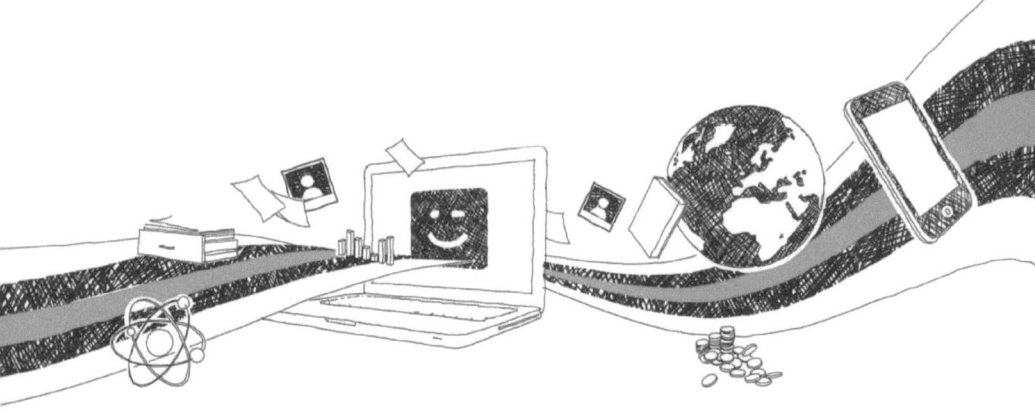
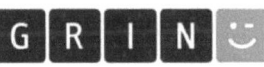

Bibliografische Information der Deutschen Nationalbibliothek:

Die Deutsche Bibliothek verzeichnet diese Publikation in der Deutschen National-bibliografie; detaillierte bibliografische Daten sind im Internet über http://dnb.d-nb.de/ abrufbar.

Impressum:

Copyright © 2015 GRIN Verlag, Open Publishing GmbH
Druck und Bindung: Books on Demand GmbH, Norderstedt Germany
ISBN: 978-3-656-82039-0

Dieses Buch bei GRIN:

http://www.grin.com/de/e-book/282739/gedanken-und-fragen-eines-klinikers-zur-infektion-mit-borrelien-und-ko-infekten

Axel Hübner

Gedanken und Fragen eines Klinikers zur Infektion mit Borrelien und Ko-Infekten

GRIN Verlag

GRIN - Your knowledge has value

Der GRIN Verlag publiziert seit 1998 wissenschaftliche Arbeiten von Studenten, Hochschullehrern und anderen Akademikern als eBook und gedrucktes Buch. Die Verlagswebsite www.grin.com ist die ideale Plattform zur Veröffentlichung von Hausarbeiten, Abschlussarbeiten, wissenschaftlichen Aufsätzen, Dissertationen und Fachbüchern.

Besuchen Sie uns im Internet:

http://www.grin.com/

http://www.facebook.com/grincom

http://www.twitter.com/grin_com

Gedanken und Fragen eines Klinikers zur Infektion mit Borrelien und Ko-Infekten

Überarbeitung der Fassung vom Oktober 2014 nach konstruktiven Hinweisen
und mit weiteren, neuen Studien

von

Dr. med. Axel Hübner

Literaturverzeichnis von

Dr. med. Bernt-Dieter Huismans

27.09.2015

Abstract

Im Umgang mit Patienten in Klinik und Praxis, bei denen der Verdacht auf Borreliose und Ko- oder Begleitinfektionen bestand, macht sich der Autor Gedanken zur Rechtfertigung seines Handelns, zumal er einen Konflikt, der sich derzeit noch zwischen Theoretikern und Praktikern zu diesem Thema abspielt, auszuhalten hat. Die Vertreter dieser beiden Lager sind organisatorisch vertreten auf der einen Seite in der IDSA (Infectious disease society of America) und den entsprechenden europäischen Organisationen wie EUCALB (European Union Concerted Action on Lyme Borreliosis), auf der anderen Seite in der ILADS (International Lyme and Associated Diseases Society) und der DBG (Deutsche Borreliose Gesellschaft). Als Kliniker, dem das Leid der Patienten täglich vor Augen ist, ruft der Autor alle Konfliktparteien zur Mitarbeit auf und er stellt Fragen zur Infektion mit Borrelien, dem möglicherweise doch chronischen Verlauf der Erkrankung, zu der Symptomatik bei der Infektion mit Borrelien, zur Existenz von chronischen Infektionen bei geschwächtem Immunsystem generell, zur Sensitivität und Spezifität von Antikörperbestimmungen im Praxisalltag, zu der Aussagekraft des EliSpot und des CD57 Wertes bei der Diagnosefindung, zur Therapie mit Antibiotika und mit den Kontrollmaßnahmen und den Stoffwechsel des Patienten unterstützenden Maßnahmen (Adjuvantien) vor und während der Therapie, zum Phänomen Erythema migrans und dem die Therapie möglicherweise komplizierenden Phänomen Biofilm und den möglicherweise Krankheitsrückfälle verursachenden pleomorphen, langsam wachsenden Bakterienformen (Persister- oder L-Formen). Der Beitrag gründet auf einem intensiven Literaturstudium. Umfangreiche Literaturangaben und Linksammlungen finden sich im Anhang als Anregung für den an dem Thema interessierten Leser. Der Autor stellt diese Gedanken und Fragen nur zur Überlegung und sachlichen Diskussion.

Key Words: Chronische Borreliose, Spätborreliose, Borrelien-Direktnachweis, Borrelien-Serologie, Immunologie, ELISPOT, CD57 natürliche Killerzellen, Borreliose Ko-Infektionen, Erythema migrans, pleomorphe Bakterienformen, Bakterien-Persister, bakterielle Biofilme, Antibiotika-Therapie, Antibiotika-Begleitdiagnostik und Antibiotika-Begleittherapie.

Inhaltsverzeichnis

Tabellenverzeichnis

1 Allgemeines

Alle folgenden Betrachtungen sind Anregungen für weitere Untersuchungen bzw. Studien oder Informationen. Diese Gedanken und Fragen haben sich durch die Literatur-Recherche im Internet, Fragen von den Patienten in der täglichen Praxis und viele Gespräche ergeben. Es besteht augenscheinlich ein großer Gesprächs- und Informationsbedarf bei den Patienten und auch bei Kollegen, die von den Patienten mit diesen Fragen in der Praxis konfrontiert werden.

Wir wissen, dass es Wechselwirkungen zwischen den Krankheitserregern (Viren, Bakterien, Pilze, Protozoen, Parasiten usw.) mit ihren jeweiligen Virulenz- bzw. Pathogenitätsfaktoren und dem Immunsystem des Infizierten, dem Wirt, gibt. Dabei entscheidet sich bei jeder Infektion, ob der Betroffene nur infiziert wird oder ob er auch erkrankt, d.h. ob er Symptome entwickelt und wie schwer er erkrankt.

1. Es ist von einigen Virus- und Bakterienarten bekannt, dass sie das Immunsystem des Betroffenen modulieren, es „in die Irre führen" und im Organismus persistieren (verbleiben) können. Eine Reaktivierung eines Krankheitserregers nach einer Infektion oder Infektionskrankheit ist bei einigen Krankheitserregern bekannt, z.B. bei Herpes-simplex-Virus, HIV, Varizella-Zoster-Virus, Epstein-Barr-Virus, TBC u.v.m. Immerhin wird die Möglichkeit einer subklinischen (latenten) Infektion und deren Reaktivierung auch bei der Borreliose nicht mehr ganz ausgeschlossen.

2. Es ist von einigen Bakterienarten auch bekannt, dass sie im Rahmen des „Ökosystems Bakterie" pleomorphe Formen (Persister-Formen, L-Formen) und Biofilme bilden. Bakterielle und virale Krankheitserreger können T-Lymphozyten modulieren und „unempfindlich" machen gegenüber ihren Angreifern (Anergie). Einige Krankheitserreger können ihre Antigene und Rezeptoren auf ihrer Oberfläche verändern, einige auch das Komplementsystem des Betroffenen manipulieren bzw. sie sind resistent gegen dieses System und einige Erreger können das zelluläre Immunsystem „fehlleiten". Solche Mechanismen kennt

man auch bei den Borrelien [1, 2, 3, 31].

3. Erste Frage: Könnten so nicht auch Autoimmunerkrankungen, Allergien und endokrine Störungen entstehen? Normalerweise werden Immunprozesse ausgelöst, angeschoben und zeitweise unterhalten. Irgendwann sollten sie aber auch wieder reduziert und abgestellt werden. Was wäre, wenn die dauerhafte Fehlsteuerung des Immunsystems auch durch persistierende bakterielle Krankheits-Erreger verursacht werden könnte?

4. Es ist auch bekannt, dass einige Krankheitserreger den Hirnstoffwechsel stören, z.B. den Stoffwechsel der Neurotransmitter (Serotonin, Dopamin, Noradrenalin). Was hätte das dann für Konsequenzen bei der Beurteilung und der Behandlung von einigen Fällen von Depression, psychosomatischen, psychiatrischen, neoplastischen und auch endokrinen Krankheiten, z.B. der Schilddrüse?

5. Es gibt außerdem viele Faktoren, die zusätzlich auf das Immunsystem negativ einwirken, z.B. Umwelteinflüsse, bestimmte Lebensmittel, Toxine, Schwermetalle, Schimmelpilze, Weichmacher (z.B. in Spielzeug, Möbeln u.v.m.). Überlegenswert ist in diesem Zusammenhang, beispielsweise die Frage nach der Herkunft von Lebensmitteln und nach den Bedingungen, unter denen sie produziert (z.B. Antibiotika in der industriellen Tierzucht) und wie sie weiterverarbeitet wurden (Lebensmittelindustrie).
Dazu gehören auch die Fragen, welche Arbeitsweisen (bspw. die Gerbung von Leder mit Chrom) oder welche Färbemethoden bei der Herstellung der Bekleidung zur Anwendung kommen. Es gibt viele weitere umweltmedizinische Einflussfaktoren, die hier nicht alle diskutiert werden können.

6. Bei psychischen Einflüssen, wie Stress- und Konfliktsituationen, ist bekannt, dass sie zu einer Immunsuppression (Schwächung) durch längere Überproduktion der Stresshormone Adrenalin und Cortisol führen.
Es ist jede Form von Stress gemeint, auch der Stress, den der Patient auf sich selbst ausübt oder auch jede Störung des Biorhythmus (z.B. durch Nachtarbeit),

Lärm, Infraschall u.v.m.

7. Sind noch alle Mineralstoffe und Vitamine ausreichend in Nahrungsmitteln enthalten? Wer kann sich beim Stress und der Hektik in unserer Zeit noch ausgewogen ernähren?

8. Wie oben erwähnt, ist es bekannt, dass einige Borrelienstämme die Fähigkeit haben, das Komplementsystem des Betroffenen (Infizierten) zu blockieren bzw. dagegen resistent zu sein. Das wurde in Studien nachgewiesen. Das Komplementsystem ist ein wichtiger Teil des angeborenen Immunsystems. Diese Fähigkeit wird auch als **ein** wichtiger Virulenzfaktor der Borrelien diskutiert. Eine neue Arbeit zeigt nun, dass diese Fähigkeit der Borrelienstämme wahrscheinlich unterschiedlich stark ausgeprägt ist [4]. Daraus könnte man folgenden Gedanken ableiten: Wenn der Borrelienstamm, der den Menschen infiziert hat, das Komplementsystem blockieren kann (oder dagegen resisten ist), führt das zu einer Schwäche oder Ineffektivität des Immunsystems des Betroffenen und dieser wird krank. Kann der Borrelienstamm das Komplementsystem **nicht** blockieren (oder ist nicht resistent), wird der Mensch eventuell nur infiziert, aber nicht krank. In beiden Fällen aber werden die Betroffenen wahrscheinlich Antikörper aufweisen, wenn die Testmethode sie erfasst. Die Immunschwäche bzw. Ineffektivität der Immunabwehr, die durch diese Blockade (oder Resistenz gegenüber) des Komplemetsystems entsteht, ist eine **partielle** und vor allem **funktionelle** Schwäche bzw. Ineffektivität, die bisher mit keiner Routine-Testmethode erfasst werden kann, die aber existiert und erklären könnte, warum ein Mensch erkrankt und ein anderer nicht. Das müsste natürlich weiter untersucht werden. Ob dies auch zu Problemen bei der Abwehr anderer Infektionen führen kann, ist auch noch nicht erforscht aber sicher interessant.

9. Warum entwickelt der Mensch keine anhaltende Immunität gegen Borrelien?

10. Es gibt offenbar sogar Interaktionen zwischen den verschiedenen Erregern

und Bakterienstämmen [5].

Die oben aufgeführten Diskussionspunkte sind durch wissenschaftliche Studien aus den einzelnen Fachgebieten, z.B. Psychologie, Psychiatrie, Umweltmedizin, Arbeitsmedizin, Immunologie, Infektionsmedizin und Ernährungswissenschaft gut belegt. Doch es fehlt oft das interdisziplinäre Zusammenfügen, es fehlt die sogenannte ganzheitliche, komplexere Betrachtung.

Was bedeuten diese Einflüsse insgesamt für die Fähigkeit des Immunsystems des Patienten im Umgang mit den Infektionserregern? Das Gleichgewicht zwischen der genetischen Ausstattung jedes Patienten, den Einflußfaktoren auf das Immunsystem und den Pathogenitäts-Faktoren des Krankheitserregers entscheiden über die Zukunft des infizierten Patienten.

Könnte es nicht sein, dass chronische Infektionen, chronische Multisystem- und Multiorganerkrankungen mehrere (multifaktorielle) Ursachen haben, die dann in der Summation dazu führen, dass der Betroffene (Infizierte) auch an der Infektion erkrankt? Benötigen wir aus diesen Gründen nicht auch individuelle, multimodale, ganzheitliche und komplexere Therapieansätze?

Leider wird bei chronischen Krankheitsverläufen unklarer Genese (Ursache) die Möglichkeit von chronischen (insbes. auch bakteriellen) Infektionen bisher i.d.R. nicht in Betracht gezogen. Das ist der Grund, warum wir diesem Beitrag eine sehr umfangreiche Literatursammlung beigefügt haben.

An dieser Stelle noch ein paar Gedanken im Hinblick auf die Zecken, die als spezieller Vektor für diese Krankheitserreger eine wichtige Rolle spielen:
Die Verbreitung bzw. Verteilung von z.B. infizierten Zecken unterliegt zeitlichen, klimatischen und geografischen Veränderungen [25-30]. Man bedenke dabei die Lebensräume der unterschiedlichen Wildtiere und die bereits veränderten Zugrichtungen der Vögel, da alle diese Tiere Wirtstiere für Borrelien sind und oft viele Zecken tragen und verbreiten [6-11, 13]. Bei der Verbreitung von infizierten Zecken durch die Vögel interessieren vor allem die Vogelarten, die

vorwiegend im Gras, Gebüsch und Unterholz leben [18, 21]. Hier werden sie von den Zecken „befallen" und transportieren sie dann über gewisse Strecken weiter, um sie in einer anderen Region wieder zu „verlieren", wenn die Zecken den Saugakt beendet haben und sich „abfallen lassen". Das Reiseverhalten des Menschen in der globalisierten Welt begünstigt ebenfalls eine Verbreitung von infizierten Zecken (Transportmittel, Bekleidung, Gepäck usw.).

Erst kürzlich erschienen Studien darüber, dass der Borrelienstamm Borrelia miyamotoi doch humanpathogen ist [22, 23]. Serologisch lässt sich diese Borrelie mit den gängigen Testsystemen noch nicht nachweisen. Auch dieser Stamm wurde schon weltweit von Vögeln verbreitet, wie viele neuere Studien aus verschiedenen Regionen ergaben.

Wer weiß, wie viele (auch für den Menschen) krankheitserregende Borrelienstämme es noch gibt?

Da ein Mangel an Vitaminen, Mineralien und Spurenelementen zusätzlich vorhanden sein kann, sollte man zur Sicherheit die Vitamin-Spiegel, mindestens der fettlöslichen Vitamine (Vitamine A, D, E, K) sowie B6 und B12, bei den Patienten überprüfen lassen. Die Bedeutung z.B. des Vitamin D, nicht nur für den Knochenstoffwechsel, sondern auch für andere Systeme des Menschen tritt zunehmend zutage [14, 15, 16].

Es ist zwar bekannt, dass der Darm das größte immunologisch wirksame Organ ist, aber wissen wir wirklich schon alles über den Darm [17]? Der Eingang der Probiotika als Medikamente in die S3-Leitlinien zur Behandlung des Reizdarmsyndroms verdeutlicht, wie wichtig dieses Thema offenbar ist.

Wie wir wissen, haben einige Menschen Probleme bei der Verstoffwechselung von Nahrung (Aufnahme, Verarbeitung und Entgiftung) und von Medikamenten (Stichwort: Cytochrom-P 450-Enzyme und Kaskaden usw.). Das könnte auch noch zusätzlich von Infektionen beeinflußt werden [12]. Auch zwischen den Geschlechtern (Gendermedizin) und zwischen Kindern und Erwachsenen gibt es derartige Unterschiede wie die Pädiater immer wieder zu recht betonen.

Kann eine chronisch verlaufende, multikausale Multi-System-Erkrankung in allen Fällen mit einer kurzen Monotherapie erfolgreich behandelt sein?

Es geht in diesem Beitrag vor allem auch um intrazelluläre Krankheitserreger.

Obligat intrazelluläre Krankheitserreger	Fakultativ intrazelluläre Krankheitserreger
Chlamydia, Coxiella burnetii, Ehrlichia, Erwinia, Rickettsia, Parachlamydia Waddlia etc.	Borrelia, Bartonella, Brucella, Legionella, Listeria, Mycobacterium, Neisseria, Salmonella, Shigella, Yersinia, Babesia, Toxoplasma, Protomyxzoa, Trypanosoma, Streptokokken, Candida etc.

Tabelle 1: Auflistung von obligat intrazellulären und fakultativ intrazellulären Krankheitserregern

Intrazelluläre Krankheitserreger sind lipophil (fettlöslich) und i.d.R. säurefest wie die Erreger der Tuberkulose oder der Erreger der Lepra. Solche Krankheitserreger beherrschen zahlreiche Mechanismen, mit denen sie dem Immunsystem ihres Wirtes und der Wirkung von Antibiotika ausweichen. Darüber hinaus verändern sie ihr Erscheinungsbild je nach Bedarf bei der Anpassung an ihr Milieu, sie sind pleomorph und „maskiert", sie sind daher nicht leicht identifizierbar. Die Spiralform der Borrelien „passt" nicht in einen Erythrozyten (rotes Blutkörperchen) oder ein Blutplättchen, aber die Persister-Formen der Borrelien „passen" in die im Verhältnis zu ihnen größeren anderen Körperzellen.

Persister-Formen von Borrelien scheint es „in vivo" doch zu geben, sonst würde man nicht nach neuen Strategien für deren Behandlung suchen [31].

Noch ein wichtiger praktischer Hinweis: Zur Therapie der Borreliose wird sehr häufig Doxycyclin verwendet. Hierbei werden 200 mg/d empfohlen. Andere empfehlen bis zu 400 mg/d. Es ist möglich, den Doxycyclin-Spiegel im Blut des Patienten bspw. 3 oder 4 Tage nach Behandlungsbeginn vom Labor bestimmen zu lassen, um zu kontrollieren, ob der Blutspiegel dieses Medikamentes beim Patienten im therapeutischen Bereich liegt (MIC). Es gibt Patienten, die mit 200 mg/d Doxycyclin den therapeutischen Bereich nicht erreichen. Man könnte über diese Spiegelbestimmung auch Einnahmefehler vom Patienten erkennen.

Die minimale inhibitorische Konzentration eines Medikamentes (MIC) wird im Labor an Originalbakterien, den sog. planktonische Bakterienformen bestimmt. Für pleomorphe Bakterienformen (L-Formen) und für bakterielle Biofilme liegt der therapeutische Bereich, die minimale inhibitorische Konzentration des Medikamentes demgegenüber 10 bis 1000 Mal höher.

Das Ziel der Behandlung sollte die dauerhafte Beschwerdefreiheit des Patienten. Damit vermeidet man lange Arbeitsunfähigkeits-Zeiten, häufige Arztbesuche, Krankenhausaufenthalte mit aufwendiger Diagnostik und nicht zufriedenstellender, zumeist nur symptomatischer Therapie oder die Berufsunfähigkeit des Patienten. Solange der Patient von seinen Beschwerden nicht befreit werden kann, wird er weiter suchen. Eine Behandlung nur von Symptomen ist auch gesundheitsökonomisch unvorteilhaft [24].

Generell muss man einige Ideen bzw. Vorstellungen für möglich halten:

1. Es kann chronische und/oder reaktivierbare Infektionen geben und zwar nicht nur bei den Viren, bei denen es schon akzeptiert ist (z.B. Familie der Herpes-Viren) sondern u.a. auch bei Bakterien, Parasiten oder (Schimmel-) Pilzinfektionen.

2. Es können auch Menschen eine Schwächung oder nicht optimale Funktion des Immunsystems haben, die nicht mit dem HI-Virus infiziert sind.

3. Es könnten auch mehrere Ursachen und/oder Infektionen gleichzeitig für die verschiedenen chronischen Beschwerden beim Patienten verantwortlich sein.

2 Gibt es eine chronische Borreliose?

Die chronische (oder späte) Verlaufsform der Borreliose wird nicht mehr verneint. Man geht jedoch davon aus, dass sie sehr selten sei. Es werden 3-5% angegeben. Die Frage ist, wie diese Prozentzahlen zustande gekommen sind und von wievielen Neuerkrankungen pro Jahr man ausgeht? Hier gibt es sehr unterschiedliche Zahlen der Krankenkassen (z.B. TK) und vom RKI.

Die CDC hat im Jahre 2015 erstmals doch von einer Neuerkrankungsrate von 300.000 Fällen/Jahr in den USA berichtet.

Zu beachten ist, dass ein Unterschied zwischen der allgemeinen chronischen Verlaufsform der Borreliose und der chronischen Neuroborreliose besteht.

Die allgemeine chronische Verlaufsform (oder Spätform) der Borreliose ist eine Multisystemerkrankung, die nicht nur das Nervensystem betrifft, sondern auch andere Organe und Organsysteme [32, 33].

Mit chronischer Neuroborreliose bezeichnet man demgegenüber nur die Erkrankung des Nervensystems, nicht der anderen Organsysteme. Dabei können alle Teile des Nervensystems in unterschiedlichem Ausmaß betroffen sein. Deutlicher ausgedrückt: Es können also das zentrale Nervensystem, die Hirnnerven, das periphere und das vegetative Nervensystem betroffen sein. Das bedeutet, dass die Patienten über wechselnde Beschwerden aus allen Teilen des Nervensystems unterschiedlichster Lokalisation und unterschiedlichster Intensität klagen können.

Leider gibt es bisher keine Messmethode zur Objektivierung der jeweiligen Beschwerden. Man sieht oft nur die Beschreibung des äußeren Erscheinungsbildes, der jeweiligen Fassade, als neurologische oder psychische Erkrankung, Angststörung, Rheuma usw. Eine Ursachensuche, z.B. die Suche nach chronisch verlaufenden Infektionskrankheiten, erfolgt derzeit oft nicht.

Die Häufigkeit der chronischen Borreliose (Spätstadium) und der aktivierten Ko-Infektionen ist unbekannt. Die Aussage, dass der Patient keine (Neuro-)

Borreliose haben kann, weil bei ihm die Liquoruntersuchung unauffällig ausfiel, („Ausschluss Borreliose"), ist sicher nicht in jedem Falle richtig [57].

Die Häufigkeit der chronischen Neuroborreliose wird mit 3-5% angegeben. Die Zahlen würden sich wahrscheinlich ändern, wenn öfter danach gesucht würde und die Testsysteme für die Antikörpersuche sensitiver wären. Vielleicht sind auch noch nicht alle humanpathogenen Borrelienstämme oder Ko-Infektionsursachen bekannt und nachweisbar.

Die Literatur- und Studiensammlung, die für die Existenz der chronischen Borreliose spricht, umfasst bisher 318 Studien. Sind diese Studien tatsächlich alle falsch, zumal auch Studien von unabhängigen Autoren (weder Mitglied der IDSA noch der ILADS) oder auch von Mitgliedern der IDSA dabei zu finden sind?

Wir denken, dass jeder kranke Mensch es wert sein sollte, dass man bei ihm wenigstens die Möglichkeit der Erkrankung durch infektiöse Krankheits-Erreger, auch durch den Erreger der Lyme-Borreliose und/oder der bisher bekannten Ko-Infektionen in Betracht ziehen sollte.

3 Symptome bei Infektion mit Borrelien und Ko-Infekten

Es sei gleich zu Anfang darauf hingewiesen, dass es bei den Empfehlungen an dieser Stelle nur um diejenigen Patienten gehen soll, deren Symptome durch vorangegangene Diagnostik **nicht** ausreichend erklärt werden konnten. Es muss vorher immer eine gründliche Differentialdiagnostik erfolgen.

Es ist auch nicht immer alles oder allein die Borreliose. Auch andere chronische Infektionen oder andere Zecken-übertragene Erkrankungen können zu Beschwerden führen wie man in der langen Literatursammlung sehen kann. Wir sollten daran denken und es überprüfen. Es kommt vielleicht in der Natur und in Lebewesen häufiger vor, als wir annehmen.

Wir empfehlen, dass bei folgenden Symptomen und unklaren Diagnosen an die Möglichkeit einer chronischen Infektion als Ursache der Krankheit gedacht werden sollte:

- unklare Erschöpfungszustände (chronic fatique Syndrom--CFS) [34],
- „wandernde" Muskel- und Gelenkschmerzen [40, 41, 42],
- schubweise auftretende Beschwerden,
- neuropathische Beschwerden unklarer Genese,
- unklare (Poly-) Neuropathien,
- atypische Multiple Sklerose (MS), MS-ähnliche Symptome [Literaturverz.],
- Fibromyalgie unklarer Genese [34],
- einige Autoimmunerkrankungen (z.B. seronegative Rheumatoide Arthritis),
- unklare neurologische und psychiatrische Erkrankungen [56, Literaturverz],
- chronische Bauchschmerzen.

Die Frage ist: **Warum** kommt es zu diesen Symptomen und Syndromen? Wir sollten nicht nur die Symptome benennen und behandeln, sondern wir sollten versuchen, die Ursachen für diese Beschwerden und Erkrankungen zu finden, um entsprechend behandeln zu können.

Es ist bekannt, dass sich eine Erkrankung im chronischen oder Spätstadium sowohl klinisch als auch bei den Laborwerten anders darstellen kann als im

Akutstadium. Problematisch ist immer das chronische oder Spätstadium.

Man weiß ebenfalls, dass die verschiedenen Borrelienstämme unterschiedliche Symptome auslösen können und dass ein Patient mit mehreren Borrelienstämmen und anderen aktivierten Krankheitserregern infiziert sein kann. Eine Zecke kann mehrere humanpathogene Borrelienstämme und Ko-Erreger gleichzeitig übertragen.

Borrelien- und Ko- oder Begleit- Infektionen können sich als Krankheit am Auge, im Nervensystem, im Magen-Darm Trakt, an den Harnwegen, an den Blutadern und am Herzen, am Bindegewebe, an Gelenken, an der Lunge und dem Leber-Galle-System manifestieren (langes Literaturverzeichnis: Symptome).

- Denken wir bei der Abklärung der Ursachen von „wandernden", schubweise auftretenden Gelenkschmerzen auch an z.B. Chlamydia trachomatis, Chlamydia pneumoniae [40 und ff], Yersinien, Mykoplasmen, Borrelien …?

- Ist eine seronegative rheumatoide Arthritis (RA) oder eine seronegative Borreliose vielleicht in Wirklichkeit eine Chlamydose [40] oder eine Yersiniose oder eine Borreliose mit einem noch unentdeckten Borrelienstamm (siehe Kapitel „Allgemeines")? Leider werden chronische Verlaufsformen von Infektionen mit einem (oder mehreren) Erreger bislang als Krankheitsursache kaum akzeptiert. Es könnte sie aber vielleicht doch geben.

- Denken wir bei chronischer und/oder rezidivierender Rhinitis, Sinusitis, Bronchitis, trockenem Reizhusten über Wochen, nach entsprechendem Ausschluss einer tumorösen Erkrankung, an Chlamydia pneumoniae, Mykoplasma pneumoniae [43 und ff], Legionellen, Aspergillus …?

- Gibt es vielleicht auch eine chronische Chlamydien-Infektion, besonders bei immungeschwächten Menschen und ist diese tatsächlich mit 3 Tagen Azithromycin-Behandlung ausreichend behandelt?

- Sind tatsächlich nur Menschen mit HIV-Infektion, Diabetes mellitus, Alkoholkrankheit, Tumorleiden und Chemotherapie, Organtransplantationen, genetisch nachweisbaren Immundefekten und ältere Menschen immungeschwächt und alle anderen sind immer immunkompetent? Oder könnte es auch sein, dass jemand durch chronische Infektionen und die anderen vorab erwähnten Einflussfaktoren (Kapitel Allgemeines) eine Schwächung seines Immunsystems hat und dadurch erkrankt, Krankheits-Symptome entwickelt?

- Es gibt viele Diabetiker und ältere Menschen. Wird tatsächlich bei diesen Patienten an eine mögliche Immunschwäche und an chronische subakute Infektionen gedacht, wenn diese Patienten an einer unklaren Symptomatik leiden oder an Polyneuropathie?

- Wie sieht es mit der Ursachenforschung bei einigen Autoimmun-Erkrankungen, bei Allergien und endokrinen (Hormonstoffwechsel-) Störungen aus? Denken wir bei entsprechend geschilderten Symptomen und Zeichen an Ehrlichiose, Bartonellose, Rickettsiose, Neo-Ehrlichia Infektionen ... usw.?

- Beim Chronic Fatique Syndrom (CFS) werden chronisch virale Infektionen als Ursache diskutiert. Könnten nicht chronisch bakterielle Infektionen und/oder (Schimmel-) Pilzinfektionen auch dabei sein [37]?

-Denken wir differentialdiagnostisch tatsächlich beim Apoplex oder der TIA (insbes. auch bei jüngeren Patienten) an Borrelien, Chlamydien oder andere Erreger, die eine Vaskultis auslösen können [35]?

- Es gibt eine umfangreiche Literatur zum Thema Neuroborreliose, zu den sog. Ko-Infektionen und zu den bakteriellen Ursachen bei Encephalomyelitis disseminata (Multiple Sklerose, MS) und Alzheimer (siehe Literaturverzeichnis).

- Trotz objektiver Entzündungszeichen am Patienten wie Gelenkschwellungen, Hautrötungen, Schwellung, Schmerzen und subfebrilen Temperaturen sind die Entzündungsparameter Blutsenkungs-Geschwindigkeit und C-reaktives Protein bei der Lyme-Borreliose i.d.R. unauffällig.

-Ein kürzlich veröffentlichter Fallbericht aus den USA hat den tödlichen Ausgang einer Lyme- Karditis bei einem 17-jährigen Jungen gezeigt, bei dem dann nur durch die Autopsie vom Pathologen im Herzmuskel die Borrelien direkt im Gewebe nachgewiesen werden konnten [38]. So gelang der direkte Erregernachweis. Wie oft geschieht unter dieser Fragestellung eine Autopsie und wieviele Pathologen denken daran? Aber nur so könnten wir diese Erkrankungen besser verstehen.

- Noch ein Wort zur Fibromalgie: Es gibt Übereinstimmung darüber, dass Borrelien neuropathische Schmerzen auslösen können. Eine Studie konnte nachweisen, dass die Schmerzen bei der Fibromyalgie keine Muskelschmerzen sondern neuropathischer Natur sind [36]. Könnte es durch diese Erkenntnis nicht doch sein, dass einige Patienten mit einer Fibromyalgie eine Infektion mit Borrelien haben?

In den folgenden Kapiteln werden einige Erreger-Nachweismethoden beschrieben, die heute zur Verfügung stehen. Direktnachweise, Antikörperserologie und die Hinweise im Rahmen der zellulären Immunabwehr orientieren bei der Diagnosefindung. Alle Nachweismethoden bei Verdacht auf Erkrankung durch Borrelien und Ko-Infektionen aber haben qualitative Einschränkungen. Keine der beschriebenen Nachweismethoden ist für sich allein ausreichend aussagekräftig. Für eine ausreichende Diagnostik wenden wir immer mehrere Nachweis- und Hinweismethoden gleichzeitig an.

4 Borrelien-Direktnachweis

Ohne den direkten Nachweis des Krankheitserregers ist die Diskussion um die Lyme Borreliose sehr schwierig. Oft verläuft die Diskussion dann sehr emotional. Die Chance auf den direkten Erregerdirektnachweis besteht aber am ehesten nur im Gewebe, wie z.B. bei der Herzmuskeluntersuchung bei Lyme-Karditis gezeigt werden konnte. Das kann man aber für die Routinediagnostik natürlich nicht empfehlen.

Anerkannt und zur Verfügung stehen zum Borrelien-Direktnachweis die durch Patente geschützte Borrelien Kultur plus PCR (Polymerase Kettenreaktion) und die Borrelien Videomikroskopie plus Immun – Histochemie (siehe Literaturverzeichnis).

Beide Verfahren sind aufwändig und teuer und nach unserem Wissen für sich alleine genommen auch nicht ausreichend sicher. Borrelien-Direktnachweis-Verfahren sind auch aus finanziellen Gründen (geltende Gebührenordnung) bis heute keine Routineverfahren.

Nicht allgemein anerkannt und nicht etabliert sind z.B. Proteom - Nachweise sowie der Nachweis von elektromagnetischen Signalen (EM).

Ohne den Erreger Direktnachweis wird die chronische Lyme-Borreliose in der wissenschaftlichen Diskussion weiter kontrovers behandelt werden und ein Streitobjekt bleiben.

Unter den indirekten Testverfahren zum Immunsystem des Patienten, auf die man dann ausweicht, gibt es zwei Bereiche. Einerseits das antikörperproduzierende Immunsystem, das humorale Immunsystem, d.h. die Antikörperbestimmungen im Patientenserum (z.B. ELISA, CLIA, Immunoblot) andererseits das zelluläre Immunsystem, die Zytologie (z.B. EliSpot, CD57 natürliche Killerzellen, Th1/Th2 Balance)

5 Indirekte Testverfahren: Antikörperbestimmungen

Die Antikörperbestimmungen im Patientenserum bilden einen Teil der Immunantwort des Patienten ab. Dabei wird bestimmt, was das Immunsystem des Betroffenen gegen den Erreger an Aktivität aufweist ("unternimmt"). Allerdings sind diese Verfahren darauf angewiesen, dass das Immunsystem überhaupt reagiert und dass die Testsysteme genügend empfindlich (sensitiv) und ausreichend umfassend und spezifisch sind.

Zur Beurteilung der Aktivitäten des antikörperproduzierenden (humoralen) Teils des Immunsystems werden Messungen der Aktivität, der Menge und der Klasse von Antikörpern (u.a. ELISA, CLIA, Immunoblots) angewandt.

Bei den verschiedenen Testverfahren bestehen Probleme der Standardisierung, d.h. insbesondere Probleme bei der Sensitivität der Untersuchungsmethode. Die Labore, arbeiten nicht mit einem gemeinsamen Antikörpertestsystem, sondern mit unterschiedlichen Systemen. Das bedeutet, dass gleiche Blut- und Liquor-Proben zu unterschiedlichen Laboren gesendet auch zu unterschiedlichen Ergebnissen führen können (negativ, grenzwertig, positiv). Die Abweichungen, können immens sein. Wenn man ungeeignete Antigene verwendet, werden die entsprechenden Antikörper des Patienten nicht nachgewiesen d.h. das Testergebnis ist falsch negativ und der Patient wird fälschlicherweise als nicht infiziert diagnostiziert. Die Frage ist immer: Suchen wir an der geeigneten "Stelle" (Material) und mit den geeigneten "Mitteln" (Antigene) nach dem vermuteten Krankheitserreger? Bei Borrelia miyamotoi z.B. könnten die Antikörpertestverfahren für Borreliose derzeit negativ ausfallen.

Auch gilt, dass als Suchteste nur sensitive Antikörpertestsysteme geeignet sind. Die Frage ist aber: Wie gut (oder schlecht) ist die Sensitivität (der Cut-off) des verwendeten Antikörpertestsystems? Die Sensitivität ist also nicht nur abhängig von der Manifestation und Dauer der Erkrankung, sondern auch von der Sensitivität des verwendeten Antiköpertestsystems (siehe unten) und offenbar auch vom durchführenden Labor. Wie eine kürzlich veröffentliche Studie von Dr.

Brian Fallon (unabhängiger Autor) erneut bestätigt hat (im Jahre 2015), bestehen diese Probleme leider auch weiterhin [44 und Literaturverzeichnis].

Jahr	Autoren / Studien	Sensitivität	Spezifität
1993	Schmitz et al.: Eur J Clin Microbiol Infect Dis 1993; 12:419-24	66 %	100 %
1995	Engstrom et.al. J Clin Microbiol 1995;33:419-27	55 %	96 %
1996	Ledue TB, Collins MF, Craig WY: J Clin Microbiol 34, 2343-50	44 %	100 %
1999	Trevejo RT, Krause PJ et al.: J Infect Dis 179, 931-8	29 %	100 %
2001	Nowakiwski et al.: Clin Infect Dis 33, 2023-27	66 %	99 %
2003	Bacon RM, Biggerstaff BJ et al.: J Infect Dis 187, 1187-99	67 %	99 %
2005	Coulter P, Lema C et al.: J Clin Microbiol. 43(10), 5080-84	25 %	./.
2008	Steere AC, Mc Hugh G et al.: Clin Infect Dis 47, 188-95	18 %	99 %
2008	Binnicker MJ, Jesperson DJ et al.: J Clin Microbiol 46, 2216-21	49 %	100 %
2009	Klemann W, Huismans BD, Umwelt-Medizin-Gesellschaft 22(2), 132-138	60 %	./.

Tabelle 2: Borrelien Westernblot plus Borrelien ELISA-Tests: Angaben zur Sensitivität und Spezifität.

Häufig dient das Laborergebnis als alleinige Grundlage für die Diagnose. Die Diagnose wird in Klinik und Praxis oft nur auf Grund der Laborergebnisse gestellt. Das bedeutet, dass bei negativem Ergebnis (z.B. bei Verwendung eines nicht geeigneten Testsystems im Labor) die Infektion generell ausgeschlossen wird. Diese Konsequenz ist zu überdenken. Nur Kliniker und Praktiker, die mit dem Patienten direkt zu tun haben, können entscheiden, welchen Stellenwert das Laborergebnis bei der Diagnosefindung hat. Laborwerte sind für die Diagnosestellung nur ein Hilfsmittel.

Die Klinik, das Symptom-Profil, das Erkennen von Beschwerdemustern und der Krankheits-Verlauf sind die Basisparameter bei der Diagnosefindung. Auch wir lassen der Beurteilung von Symptomen einen wesentlich höheren Stellenwert zukommen.

Bei vielen anderen Erkrankungen reicht die Symptomatik allein für die Erstellung der Diagnose aus. Es sind bei diesen Krankheitsbezeichnungen (Diagnosen) keine Laborbeweise notwendig wie bei „seronegativer" Rheumatoider Arthritis (RA), Multipler Sklerose, Schizophrenie, Fibromyalgie, Depression, M. Alzheimer oder M. Parkinson. Warum kann es in diesem Rahmen keine „seronegative" Borreliose geben? Warum reichen bei der chronischen Borreliose unter den beschriebenen Bedingungen die klinischen Symptome für eine Diagnose nicht aus?

Es gibt Übereinstimmung darin, dass Antikörpertiter-Verläufe zur Therapieverlaufskontrolle bei Borreliose nicht sinnvoll sind und keine Auskunft über die Aktivität der Infektion geben.

Könnten zelluläre Immuntests hierbei möglicherweise helfen?

Noch eine Frage zu einem viel diskutierten Punkt: Könnte die IgM-Persistenz bei chronischen Krankheitsverläufen nicht ein Zeichen für eine ständige Reaktivierung der Infektion sein und nicht nur der üblicherweise bekannte Marker für das Früh-Stadium der Erkrankung (Literaturverzeichnis)? In einem Vortrag einer Immunologin aus den USA deutete sich an, dass diese Annahme gar nicht so falsch sein könnte.

Ein letzter Gedanke zu diesem Kapitel: Könnte es sein, dass wir mit den bisherigen Antikörpertestsystemen auch bei den Ko-Infektionen bzw. Ko-Erregern Probleme mit der Sensitivität und Spezifität haben und deshalb auch hierbei nicht alle Patienten erfassen und nachweisen können wie wir uns das eigentlich denken und wünschen [43]?

6 Der EliSpot (Interferon-Gamma-Test)

Zur Beurteilung des Immunsystems im zellulären Bereich kann man das EliSpot- Verfahren (Enzyme-Linked ImmunoSpot, T-Zell Spot) verwenden. Den Klinikern und praktisch tätigen Ärzten ist der EliSpot auch als Interferon-Gamma-Test bekannt.

In der Transplantationsmedizin wird der EliSpot ebenfalls verwendet. Auch in der Diagnostik der (Schimmel-)Pilzerkrankungen werden zelluläre Tests jetzt diskutiert [45]

Das EliSpot-Verfahren ist im Gegensatz zu anderen, auf dem Anwendermarkt befindlichen Lymphozyten-Transformations-Tests (LTT), ein standardisiertes Testprinzip. Es wurde von der FDA (Food and Drug Administration) für die Diagnostik der Tuberkulose geprüft und zugelassen [61].

Das Testsystem wird auf die gleiche Weise für andere Infektionserreger wie Borrelien, EBV, Chlamydien, Yersinien usw. genutzt. Dabei werden lediglich anstelle der Antigene von Mykobakterium tuberculosis die Antigene von Borrelien, EBV, Chlamydien, Yersinien usw. verwendet. Sonst wird nichts am eigentlichen Testverfahren geändert.

Das EliSpot-Ergebnis kann dem Arzt in der Praxis einen Hinweis zur Aktivität im zellulären Bereich des Immunsystems seines Patienten geben.

Das Verfahren sollte auch noch weiterentwickelt und verbessert werden und so könnte das Verfahren vielleicht auch als Verlaufsparameter für die Therapie dienen, wie es sich in einer erst kürzlich erschienenen Studie beim Q-Fieber (auch eine Zecken-übertragene Erkrankung) andeutete [46].

Weiterentwicklungen dieser Testsysteme, klinische Studien sowie Validierungen generell wären wünschenswert und möglicherweise ein Ansatzpunkt für eine bessere Diagnostik und Verlaufskontrollen.

Sollten die zellulären Testverfahren aber nicht gut genug die erwünschten Zusatzinformationen über die Aktivitäten der Infektionen liefern können, sollte nach Alternativen geforscht werden, da diese Informationen wichtig wären.

7 Die CD57-NK-Zellen

Ein weiterer Test zur Beurteilung des zellulären Immunsystems ist die Ermittlung der Anzahl von speziellen Fraktionen der natürlichen Killerzellen im Blut (NK-Zellen). Dieses Verfahren dient seit langem bereits der Beurteilung des Immunsystems bei HIV-Patienten mit den CD56-NK-Zellen, CD4 und CD8 - T–Zellen.

Mit Hilfe dieser Testverfahren lässt sich erkennen, ob ein Immundefekt oder eine spezielle Schwäche des zellulären Immunsystems vorliegt oder nicht. Bei Borreliose und Ko-Infektionen wird die Bestimmung der CD57-NK-Zellen häufig eingesetzt, wie man oft lesen kann.

Wir befürworten eine Studie zu der Frage in wie weit neben Borrelien auch andere aktivierte Erreger wie Chlamydien, Mykoplasmen, Yersinien, Ehrlichien, Babesien und Bartonellen und neoplastische Erkrankungen die Zahl der CD 57 NK-Zellen verändern können.

Man könnte auch über die Bestimmung anderer Fraktionen der NK-Zellen und über einen Funktionstest dieser Zellen nachdenken (in Anlehnung der Kenntnisse bei Thrombozyten, die durch ASS nicht in ihrer Zahl, aber in ihrer Funktion gestört werden).

Untersuchungen zur Auswirkung der Resistenz der Borrelien gegenüber dem Komplementsystems auf die Funktion des Immunsystems des Betroffenen generell und zur Variabilität der vls-Oberflächenmarker der Borrelien wären sicher auch sehr interessant und wünschenswert.

8 Antibiotika-Therapie

Nicht jeder Patient ist für eine Antibiotika- Langzeit – Kombinations – Therapie geeignet. Es gibt Kontraindikationen für eine derartige Therapie.

Organisch begründete Kontraindikationen sind z.b. spezielle Begleit-Krankheiten, spezielle Dauer-Medikationen, bestimmte ererbte Enzymdefekte und Immunmangel-Zustände, Herdgeschehen z.b. an den Zähnen, Dialysebehandlung Multimorbidität und der gegenteilige Wunsch des Patienten.

Bei Tuberkulose, Lepra, M. Whipple, Akne vulgaris pustulosa et conglobata, bei chronischer bakterieller Prostatitis, bei rezidivierendem Erysipel, bakterieller chronisch obstruktiver Lungenkrankheit (COPD), bei der protrahierten bakteriellen Bronchitis im Kindesalter, bei Malaria und bei anderen chronisch verlaufenden Infektionskrankheiten wird die Langzeit-Antibiose empfohlen oder die Langzeit-Antibiose ist dort Standard, obwohl, wie im Falle der Tuberkulose, der Erregernachweis oft sehr schwer ist und auch nicht immer gelingt. Bei der prothrahierten bakteriellen Bronchitis im Kindesalter konnten (laut Studie) die Biofilm-bildenden Erreger noch nicht identifiziert werden und dennoch erfolgte die Therapie.

Kürzlich ist nun auch eine Studie unter Mitwirkung von Prof Auwaerter von der IDSA erschienen, dass man wegen der Persister-Formen der Borrelien doch eine Kombinations-Therapie mit Antibiotika in Erwägung ziehen sollte [47]. Das eine in vitro Studie. Nun müssten klinische Studien folgen, die die effektivste und nebenwirkungsärmste Antibiotika-Kombination bei der Therapie der humanen Infektion mit Borrelien ermitteln könnten.

Die von der IDSA, der DGN und dem NRZ für Borrelien empfohlene Therapie der Borreliose in den einzelnen Stadien kann man auf den entsprechenden Webseiten nachlesen.

Man findet bei der Internet-Recherche, liest aus den Berichten der Patienten bzw. hört in den Gesprächen mit den Patienten zur Therapie der Borreliose und der Ko-

Infektionen aber auch Interessantes über andere Verfahrensweisen, die angewendet und diskutiert werden.

---

1. Langzeit – Therapie (Antibiose mindestens 3 Monate, oder 6 Monate)
2. Intervall – Therapie (3 oder 6 Monate Antibiose mit Behandlungspausen)

3. Symptomatik adaptierte Intervall – Therapie (nur bei Krankheitsrückfällen)

4. „Watschen" – Therapie (bei akuten Krankheitsrückfällen nach erfolgreicher Langzeitantibiose, d.h. eine Stoß – Therapie über mindestens 3 oder 7 Tage evtl. mit Antiinfektiva-Kombinationen, die früher schon einmal geholfen hatten)

Tabelle 3: Antibiotika Langzeit Kombinations Antibiose, andere Verfahren bei Lyme Borreliose und Ko-Infektionen.

Bei der Tuberkulose wird eine Therapie über mindestens 6 Monate oder länger empfohlen, da das Mycobakterium tuberculosis ein Bakterium mit einem langen Generations-Zyklus ist. Es ist ein pleomorphes, fakultativ intrazelluläres, sich nur langsam vermehrendes Bakterium. Borrelien sind **auch** pleomorphe, fakultativ intrazelluläre, sich nur langsam vermehrende Bakterien.
Neuere Studien haben gezeigt, dass langsam wachsenden Bakterien und Bakterien, die selten Resistenzen entwickeln eine lange Antibiotikagabe und auch eine aggressive Strategie erfordern [49, 50].
Auch bei Chlamydien-Infektionen scheint die Strategie der Langzeittherapie erfolgversprechend zu sein, wie Studien bereits belegen [40, 41 und Literaturverzeichnis].
Bei Rickettsien, Legionellen, TBC, Lepra, AIDS wird der Erfolg der Therapie durch Kombination von mindestens zwei Medikamenten nicht nur verbessert, sondern sogar erst ermöglicht. Die medikamentöse Langzeit – Kombinations – Therapie ist dort Behandlungsstandard.
Bei der Therapie der Borreliose und deren Ko-Infektionen ist dies bisher jedoch bisher keine Empfehlung.

Bei den Patienten mit chronischer Borreliose finden wir unserer Erfahrung nach fast immer eine Mischinfektions-Krankheit mit Borrelien, Bartonellen [58 und ff], Chlamydien, oft auch Mykoplasmen [43 und ff], Ehrlichien und Babesien, mit aktivierten Epstein-Barr-Virusarten (EBV), Herpes-Virusarten, Coxsackie-Virus, mit Yersinien u.a.m.

Man könnte nun denken, dass man das nicht alles miteinander vermischen und vermengen sollte, aber vielleicht kommt gerade das in der Natur, in Lebewesen und im Leben generell viel häufiger vor, als wir denken.

Auch Prof. Wormser von der IDSA hat jetzt eine Studie zur Babesiose veröffentlicht [39 und ff---siehe Literaturverzeichnis]. Vielleicht ist es doch interessant, diese Ko-Infektionen bzw. anderen Zecken-übertragenen Erkrankungen näher zu untersuchen.

Wir können das Ergebnis der Klempner-Studie vom Jahr 2013 bestätigen. Mit Ceftriaxon alleine schafft man langfristig kaum Linderung der Symptome für den Patienten. Man muss die Persister-Formen der Borrelien und anderer Erreger, die Ko- und Begleitinfektionen und Biofilme mit bedenken. Wir verwenden Ceftriaxon nur noch sehr selten und wenn wir es tun, dann nicht als Monotherapie, sondern – möglichst orientiert an der Ko-Infektionen-Last – kombiniert und zeitlich versetzt mit anderen antibiotisch wirkenden Medikamenten, immer aber zusammen mit den Stoffwechsel des Patienten und sein Mikrobiom, speziell den Darm schützenden Begleit-Medikamenten u.a..

Vielleicht muss die Therapie mit Ceftriaxon unter diesen Betrachtungen generell neu bewertet werden, da Ceftriaxon und die anderen Betalaktam-Antibiotika, wie oben erwähnt, weder auf die Persisterformen der Borrelien oder die penicillinasebildenden Borrelien-Varianten, noch bei den meisten Ko-und Begleitinfektionen und auch nicht bei Biofilmen wirkt.

Es gibt zudem Hinweise darauf, dass Antibiotika wie Ceftriaxon, Penicilline und Doxycyclin die Entstehung von bakteriellen Persisterformen und die Bildung von Biofilmen begünstigen und das Krankheitsgeschehen auf diese Weise chronifizieren [60].

Auch Tetrazykline, wie Doxycyclin verwenden wir bei chronischen Krankheits-Verläufen bei denen der Verdacht auf eine chronische Borreliose besteht nicht mehr als Monotherapie.

Wir bevorzugen Antibiotika-Kombinationen von Makroliden, Tetrazyklinen, Lysosomotropika und bei speziellen Ko-Infektionen auch mit Ansamycinen, Antiprotozoika, und mit mild wirkenden Virustatika etc. Diese Antimikrobiotika sind i.d.R. besser verträglich als Ceftriaxon und sie haben unserer Erfahrung nach ein geringeres Nebenwirkungsrisiko.

Antibiotikakombinationen können das Wirkungsspektrum bei Mischinfektionen synergistisch erweitern und die Entwicklung von Bakterien-Resistenzen verhindern.

Bakterizid	Bakteriostatisch
Betalaktamantibiotika; Penicilline (Amoxicillin, Penicillin G) **oder** Cephalosporine (Ceftriaxon, Cefuroxim)	Tetrazykline (Doxycyclin, Minocyclin, Tetracyclin) **plus** Makrolide (Azithromycin, Chlarithromycin)
Ansamycine; Rifampicin	Tetrazykline (Doxycyclin, Minocyclin, Tetracyclin) **plus** Clindamycin
Chinolone (je 10 Tage: Levofloxazin, Ciprofloxazin)	Sulfonamid plus Cotrimoxazol

Tabelle 4: Wirkungstyp von Antibiotika, die für eine Langzeittherapie geeignet sind.

Nach einer altbekannten Regel sollen Bakterizid wirkende und bakteriostatisch wirkende Antibiotika nicht kombiniert werden. Diese Regel hat aber keine grundsätzliche Gültigkeit.

Neuere klinische Studien zeigen z. B. bei der ambulant erworbenen Pneumonie größere therapeutische Erfolgsraten unter der Kombination von Betalaktam-Antibiotika mit Makroliden.

Die synergistische Wirkung von Makroliden oder von Clindamycin mit Tetrazyklinen ist bekannt. Beide Antibiotika greifen an verschiedenen Untereinheiten der bakteriellen Ribosomen an.

Nicht empfehlenswerte Antibiotika-Kombinationen sind für uns z.B. die Kombination von Clindamycin mit Makroliden, da beide an der gleichen 50 S Untereinheit der bakteriellen Ribosomen angreifen oder die Kombination von Betalaktamantibiotika untereinander oder von Breitspektrumpenicillinen zusammen mit Betalaktamase-Inhibitoren (Ampicillin / Sulbactam, Amoxicillin / Clavulansäure) mit Metronidazol.

Bei den Infektionskrankheiten steht man vor den Fragen: Wie hoch muss ich das Antibiotikum dosieren und wie lange muss ich es geben? Dies ist bekanntlich vom individuellen Zustand des Patienten, vom Alter, vom Geschlecht und vom Gewicht des Patienten abhängig. Es hängt auch davon ab, wie der Patient das Medikament verstoffwechselt (Cytochrom-P450-System, Gendermedizin usw.). Ein weiterer, beeinflussender Faktor ist das Immunsystem des Betroffen selbst, d.h. wie viel Hilfe benötigt es, um mit der Infektion „zurechtzukommen".

Die Entwicklung multiresistenter Bakterien wird durch den unkritischen, ungezielten Einsatz von Antibiotika und durch den häufigen Einsatz dieser Substanzen in der industriellen Tierzucht begünstigt. Durch eine Kombination von Antibiotika kann das Risiko der Resistenzentwicklung wie gesagt in den meisten Fällen reduziert werden [54]. Eine Resistenzentwicklung ist bei Borrelien bisher nicht bekannt geworden. Hier ist die Kombination wegen der Persisterformen sinnvoll.

Gegen eine Antibiotika-Therapie spricht die Tatsache, dass der Patient auch alleine mit der Infektion „zurechtkommen" kann, z.B. wenn der Erregerstamm nicht sehr aggressiv (virulent) ist oder wenn das Immunsystem des Betroffenen „stark genug" ist. Diese Menschen haben zwar Antikörpertiter, sie fühlen sich aber nicht krank. Sie müssen nicht behandelt werden.

Viele Patienten kehren nach den standardmäßig empfohlenen 3 Wochen Antibiotika-Therapie nicht zu ihrem Therapeuten zurück. Ihnen wurde gesagt, dass sie vollständig therapiert seien und nur noch abwarten sollen, bis die restlichen Beschwerden mit der Zeit verschwinden würden. Sollten die Symptome doch nicht verschwunden sein, heißt das Krankheitsbild „Post-Lyme-Syndrom". Bei dem „Post Lyme-Syndrom" solle dann nur noch eine symptomatische (nicht eine antibiotische) Therapie erfolgen, der Patient sei „austherapiert". Dies gilt auch dann, wenn diese symptomatische Therapie dem Patienten nicht hilft.

Die Frage ist: Ab wann ist die aktive Infektion ausreichend behandelt, und ab wann lassen sich die immer noch bestehenden Beschwerden eindeutig auf entzündliche und/oder Autoimmunprozesse zurückführen und wie therapiert man diese Beschwerden dann am sinnvollsten und erfolgreichsten.

Bei jeder Antibiotika-Therapie kann eine Herxheimer-Reaktion auftreten. Diese Situation führt leider häufig unter Verweis auf eine mögliche Unverträglichkeit oder eine allergische Reaktion zur Beendigung der Antibiotika-Therapie (siehe Literatur).

Mit einer Antibiotika-Therapie kann man immer nur die Erregerlast (die Zahl der aktiven Krankheitserreger) vermindern. Zur Überwindung der Infektions-Krankheit oder zu einer eventuellen Eradikation (Eliminierung) aller Krankheits-Erreger ist nur das körpereigene Immunsystem fähig. Es reicht aus, wenn das Immunsystem den Erreger „kontrollieren" kann, so dass der Patient symptomfrei ist. Einige Antibiotika (z.B. Azithromycin oder Doxycyclin), und einige naturheilkundliche Mittel haben von selbst immunmodulatorische und antientzündliche Wirkungen, die man nutzen kann.

Antibiotika schädigen das körpereigene Immunsystem prinzipiell nicht. Es ist aber auch nicht in jedem Fall nötig, den Patienten über sehr viele Monate oder Jahre mit Antibiotika zu behandeln. Die Länge der Therapie wird zum großen Teil auch von der individuellen Konstitution des Immunsystems des Patienten bestimmt.

Da es bei der Therapie immer um die Unterstützung des körpereigenen Immunsystems geht, ist es nicht verwunderlich, dass auch naturheilkundliche Therapien und Methoden helfen können, zumal bei Patienten, bei denen eine Antibiotika-Therapie kontraindiziert ist oder nicht durchgeführt werden kann.

9 Antibiotika Begleit- Diagnostik und -Therapie

Wie anfangs bei den Erläuterungen zu den möglichen Einflussfaktoren bereits aufgeführt, können Begleit – Maßnahmen die Antibiotika-Therapie unterstützen, sichern und evtl. auch verkürzen. Dazu gehören Änderungen des Lebensstils, Ernährungsumstellung, anti-inflammatorische (entzündungshemmende) Therapie, naturheilkundliche Verfahren, psychische Unterstützung sowie Bewegungs- und Physiotherapie, eine interdisziplinäre und ganzheitliche Therapie.

Eine Langzeit- und Kombinationstherapie mit Antibiotika ist nicht ohne Risiko. Deshalb empfehlen wir dringend bei der Antibiotika-Therapie regelmäßige Kontrolluntersuchungen (klinisch-symptomatisch, Labor, EKG, Sonografie) und die Einnahme von unterstützenden Substanzen, wie Probiotika, um das Risiko Antibiotika-assoziierter Durchfälle oder das Risiko des Auftretens einer pseudomembranösen Enterokolitis zu vermindern.

Vor und während einer Langzeit-Antibiose dokumentieren wir immer die Verhältnisse im Elektrolytstoffwechsel (K, Mg, Na, Ca), das EKG, Blutbild und die Leber- und Nierenwerte. Elektrolyte und EKG sind bei der Einnahme von Makroliden und anderen, die QTc-Zeit möglicherweise verändernden Medikamenten unverzichtbar.

Die wichtigsten begleitenden Maßnahmen sind die Einnahme von antibiotisch wirkenden Pflanzenextrakten (Phytotherapeutika), pflanzliche Antimikrobiotika, die ja auch in speziellen Diät-Maßnahmen enthalten sind (Sauerkraut, Obstessig verdünnt, Zitrone), außerdem Darmschutz mit Probiotika (auch Joghurt, Kefir, niedrig dosierter Laktulose), Hautpflege im mild sauren Bereich (PH 3 bis PH5) und mild entzündungshemmende Maßnahmen, spezielle Fettsäuren (z.B. Omega 3 Fettsäuren), Polyphenole (z.B. Resveratrol), Vitamine (B-Vitamine und bei Bedarf Vitamin D und E), Q10 und Carnitin im Hinblick auf den Mitochondrien-Stoffwechsel. Die Bedeutung von Vitamin D tritt, wie eingangs erwähnt, immer mehr zutage und wir streben Werte im hochnormalen Bereich an.

Der Spurenelementstatus, die Versorgung mit biogenen Aminen (L-Arginin) und Peptiden, die Funktion des Methyl-Zyklus (Indikator: Homocystein oder Spermin) und der Zuckerstoffwechsel von dem die Regulierung des intrazellulären pH Wertes abhängt sind bei uns von entscheidender Bedeutung im Hinblick auf den Krankheitsverlauf. Bei dokumentierten Immun-Mangelsituationen und bei aktivierten Virusinfekten fügen wir der Basismedikation auch Immun-Supportiva hinzu (Literaturangaben).

Von fundamentaler Bedeutung sind das Arzt – Patienten – Gespräch, Bewegungstherapie, Physiotherapie, das Achtsamkeitstraining und die psychische Unterstützung des Patienten. Fachärztlich begleitende Verfahren der traditionellen chinesischen Medizin (TCM) sind auch oft sehr hilfreich.

Infektionen und Autoimmunerkrankungen gehen immer mit Entzündungen (Inflammationen) einher. Das ist ein notwendiger Abwehrmechanismus des Wirtes, der aber nicht überhand nehmen darf. Eine milde antientzündliche Zusatz-Therapie kann die Symptome des Patienten deutlich lindern.

Notwendig werden gelegentlich -und möglichst nur vorübergehend– Schmerztherapeutika. Cortison verordnen wir, wenn möglich, nur zum Ausgleich einer nachgewiesenen Mangelsituation. Aber auch bei akuten Entzündungssituationen (Inflammationen) ist es, niedrig dosiert und nicht zu lange angewandt, als antiinflammatorisch gut wirksames Mittel sehr hilfreich.

Mild wirkende Antikoagulantien und Pentoxyphyllin dienen der Verbesserung der Gewebe-Durchblutung und 5-OH-Tryptophan der Linderung einer depressiven Grundstimmung des Patienten und der Linderung von Schlafstörungen.
Physiologische Entgiftungs-Maßnahmen können die Wirksamkeit von Langzeit-Antibiosen unterstützen. Manches Mal ergibt sich auch die Notwendigkeit einer medizinischen Schwermetall-Entgiftung. Dabei sollte die Belastung durch Schwermetalle aber gut dokumentiert sein.

Sollten klinische Probleme (z.B. Durchfall, Allergie usw.), Probleme bei der Kontrolle der Laborwerte oder anderer Untersuchungen während der Therapie auftreten oder hilft die Therapie nicht, hat ein entsprechender Strategiewechsel bei der Therapie zu erfolgen.

10 Erythema migrans, Lymphozytom, ACA und Meldepflicht

In knapp der Hälfte der deutschen Bundesländer wurde die Meldepflicht für die Infektion mit Borrelien eingeführt. Die Anzeichen, die gemeldet werden sollen, variieren zwischen den Bundesländern. Es ist auch oft nicht klar, wer melden soll: der klinisch tätige Arzt oder der Laborarzt? Diese Meldungen sind im Praxisalltag zusätzliche unbezahlte bürokratische Lasten. Auch deshalb spiegeln die gemeldeten Fälle möglicherweise das tatsächliche Auftreten der Erkrankung nicht wider. Außerdem besteht die Frage der Falldefinition. Bei Erythema migrans (EM) und Lymphozytom ist dies noch am einfachsten, bei der Akrodermatitis (ACA) u.U. nicht.

Weitere praktische Gründe können die Zahlen der gemeldeten Fälle eher geringer ausfallen lassen. Zum Beispiel entwickeln nicht alle Patienten eine „Wanderröte", oder sie entdecken diese bei sich selbst nicht (ungünstige Körperstelle, Single-Haushalt ohne Partner). Einige Betroffene gehen mit dem Erythema migrans nicht zum Arzt, da es oft nicht schmerzt oder juckt. Bei einer weiteren Patientengruppe wird das Erythema migrans vom Patienten oder auch vom Arzt nicht als solches erkannt, sondern als allergische Reaktion oder als Insektenstich, als Hämatom oder Mykose (Pilzinfektion) misdeutet. Weiterhin ist es manchmal schwer, ein Erythema migrans auf sonnengebräunter (oder solarium-gebräunter) Haut, generell auf dunkler Haut oder Haut mit Sonnenbrand zu erkennen. Auch hier könnte eine größere Patientengruppe zusätzlich verborgen sein.

Die Erytheme können auch an verschiedenen Körperstellen gleichzeitig auftreten und auch dann als untypisch verkannt werden. Es gibt viele praktische Situationen, die das Erkennen des Erythema migrans und die Diagnostik im Allgemeinen erschweren. Auch das grippale Stadium einer Infektion mit Borrelien (Stadium I-II) z.B. kuriert der Patient oft als Virusinfekt zuhause aus.

Es soll besonders darauf hingewiesen werden, dass alle Infektionssituationen mit Borrelien, die im Frühstadium (früher Stadium I und II) nicht adäquat mit Antibiotika behandelt werden in die chronische Verlaufsform (das Spätstadium, Stadium III) übergehen können.

Langzeitbeobachtungen (Studien) über zwanzig Jahre besagen, dass die Infektion mit Borrelien wohl eher keine Tendenz zur Selbstheilung zeigt [56]. Wenn ein

Infizierter vorerst nicht erkrankt, hat das mit für ihn günstigen Wechselwirkungen zwischen dem Krankheitserreger und seinem Immunsystem zu tun.

Ein praktischer Hinweis noch: Ein Patient, der z.b. mit Ehrlichien oder Babesien o.a. Erregern. infiziert wird, präsentiert nach dem Zeckenstich natürlich kein Erythema migrans oder Lymphozytom.

Dieser Patient wird auch in den nachfolgenden Borreliose-Tests verständlicherweise negativ sein. Er kann aber dennoch eine Zecken-übertragene Erkrankung haben, wenn er über Beschwerden klagt. Er hat nur keine Borreliose, sondern eine andere Zecken-übertragene Erkrankung oder seine Beschwerden werden von einer ganz anderen chronischen Infektion verursacht.

11 Biofilme, pleomorphe Formen, Persisterformen

Es heißt, Biofilme und pleomorphen Formen (Persisterformen) von Borrelien seien Labor-Artefakte (in vitro) und nicht im lebenden Organismus, nicht im Gewebe (in vivo) zu finden.

Die Arbeiten von z.B. Alan Mac Donald und PD Dr. Kaus Eisendle zeigen aber das Gegenteil (siehe Literaturverzeichnis). Diese Autoren konnten zeigen, dass es Biofilme und pleomorphe Formen, L-Formen von Borrelien (Persisterformen) auch im Gewebe von Patienten (also auch in vivo) gibt [51, 52, 53, 55]. Bilder dazu gibt es auch aus früheren Arbeiten. A. Mc Donald hat auch noch 2006, 2008 und 2013 Arbeiten und Bilder dazu veröffentlicht. Man kann sie auch in Vorträgen einsehen, die im Internet zu finden sind.

Unter Mitwirkung von Prof. Auwaerter von der IDSA werden derzeit Therapiestrategien gegen die Borrelien-Persisterformen gesucht und bereits in vitro getestet (siehe Kapitel 1 und 8)

Biofilm-bildende Mikroorganismen werden auch als Ursache bei der protrahierten bakteriellen Bronchitis bei Kindern und bei Erwachsenen diskutiert [48]. Sie beeinflussen den Krankheitsverlauf wesentlich und erschweren die Therapie erheblich.

Die Bildung von Biofilmen ist nur eine von vielen Möglichkeiten („Escape"-Mechanismen), womit sich ein Krankheitserreger der Immunabwehr seines Wirtes entziehen kann.

Das Problem ist, dass diese Krankheitserreger, die bei den Infektionen, die uns beschäftigen, die entscheidende Rolle spielen, nicht in den Materialien nachzuweisen sind, die routinemäßig leicht zugänglich sind (wie Blut, Urin oder Speichel), sondern in und an Zellen existieren und dass sie auch in bradytrophen (schlechter durchbluteten) Geweben „stecken".

Vielleicht sollten in Zukunft mehr Gewebeproben von Sehnen, Gelenkkapseln, Haut, Muskeln und anderen Geweben auch für den Nachweis von infektiösen

Krankheitserregern genutzt werden. Die Proben, die sowieso aus anderen diagnostischen Gründen entnommen werden, um auf Malignität, Krebs, untersucht zu werden, könnte man gleichzeitig mittels Mikroskopie, Färbung und PCR auf Borrelien u.a. Organismen untersuchen. Dies geschieht derzeit aber nicht, da die Untersuchungen auf Malignität (Krebs) in den Instituten für Pathologie und die Untersuchungen auf infektiöse Krankheitserreger im Institut für Mikrobiologie erfolgen müssen. Das würde bedeuten, dass zwei Gewebeproben entnommen würden, die an zwei unterschiedliche Institute gesendet werden müssten.

In einer kürzlich unter Mitwirkung von Dr. Brian Fallon erschienenen Studie wurden im Herzmuskel eines an Lyme-Karditis verstorbenen 17-järigen Jungen die Borrelien direkt im Herzmuskelgewebe nachgewiesen [38].

Das Problem besteht im Erreger-Direktnachweis am Lebenden und als Routinediagnostik. Man kann nicht als Routineverfahren die Biopsie des Herzens oder Gehirns oder anderer Gewebe empfehlen. Das ist unstrittig.

Interessant wäre auch die Frage, ob nur die nativen Formen der Erreger oder auch die Persisterformen über entzündliche und/oder Autoimmunprozesse zu Beschwerden führen können.

12 Diskussion

Wissenschaftler haben i.d.R. keinen oder kaum Patientenkontakt. Der Kliniker sieht den Patienten nur kurzfristig und in speziellen, oft auch dramatischen Krankheitssituationen. Der niedergelassene und praktisch tätige Arzt hat viel intensiven Patientenkontakt. Er sieht den Patienten in dessen Umfeld eventuell lebenslang.

Es geht in diesem Beitrag um die Sicht eines Klinikers und praktisch tätigen Arztes. Dazu liste ich zuerst allgemeine Betrachtungen bei Infektionen auf, später Konfliktpunkte im Zusammenhang mit der Erkrankung durch Borrelien, den Ko-Infektionen und aktivierten Begleitinfektionen. Dazu wird umfangreich Primärliteratur aufgelistet und auf Links im Internet verwiesen unter denen weitere Literatur gefunden werden kann (wenn man das möchte).

Die Borreliose wird in der Wissenschaftsgemeinde (IDSA, EUCALB und ILADS, DBG) kontrovers diskutiert. Das Ganze geht offenbar auf Kosten der Patienten. Die Situation erweist sich auch für jeden an dem Problem praktisch tätigen Arzt als sehr belastend und schwierig.

Der Beitrag stellt zu einigen Punkten Fragen, die helfen und dazu anregen sollen, mit der Problematik sachlich umzugehen. Es wird nirgendwo behauptet, dass alles richtig ist.

Bei einem Teil der Probleme, die bei der Infektion mit Borrelien auftreten, gibt es Übereinstimmungen zwischen den unterschiedlichen Meinungen, bzw. Fakten, die beide Seiten kennen, akzeptieren und die für sie unumstritten sind.

Ich weiß, dass man zu allen Vermutungen Studien braucht, deshalb hoffe ich, dass meine Darstellungen auch als Anregungen für entsprechende Studien verstanden werden können. Vielleicht gibt es doch ein sehr komplexes und kompliziertes System an Wechselwirkungen von Krankheitserregern (Viren, Virionen, Bakterien, Pilzen, Protozoen, Prionen usw. auch untereinander) und den wirtseigenen Immunsystemen (zellulär, hormonell usw.)

Wie aus den Betrachtungen in den einzelnen Kapiteln hervorgeht, tun wir vielleicht einigen Patienten doch Unrecht, wenn wir sie zu schnell und ausschließlich als psychosomatisch oder psychiatrisch krank diagnostizieren.

Das Immunsystem ist vielleicht doch nicht immer voll kompetent und aktive oder reaktivierte chronische Infektionen existieren doch und auch nebeneinander.

Die Diagnostik ist bei der Lyme-Borreliose und Ko-Infektionen sehr aufwändig. Der erste Schritt ist die Erfassung und das Ernstnehmen der Symptomatik bei den Patienten.

Bei der Labor-Diagnostik ist keines der zur Verfügung stehenden diagnostischen Hilfsmittel für sich allein ausreichend aussagekräftig.

Der direkte Erregernachweis ist für die Diagnostik der chronischen Lyme - Borreliose von grundlegender Bedeutung. Ohne die Erregerdiagnostik für Borrelien wird der Streit zwischen Theoretikern, Klinikern und Praktikern unter den Ärzten um dieses Krankheits-Phänomen nicht aufhören können.

Die indirekten Erregernachweise, die Antikörper-Serologie d.h. Borrelien-Westernblot- plus ELISA- Serologie haben eine Spezifität von ~99%, zusammen genommen aber eine Sensitivität (Richtig-Positiv-Rate, Empfindlichkeit oder Trefferquote) von nur ~43%. Unter 50% ist für die Aussagequalität sehr fraglich..
Im Stadium III der Lyme-Borreliose kommt die Sero - Negativität in der Praxis vor.

Zytologisch diagnostische Hilfsmittel sind derzeit der EliSpot- Test und die Messung der CD57 Fraktion der natürlichen Killerzellen und die Th1/Th2 Balance. Der EliSpot-Test ergänzt bei der chronischen Lyme-Borreliose und den Ko-Infektionen unserer Erfahrung nach die serologische Diagnostik und das Ergebnis der gemessenen CD57-Expression der natürlichen Killerzellen. Weitere Untersuchungen dazu wären zu begrüßen. Es ist auch egal, welches zelluläre Testsystem dann am hilfreichsten ist.

Es wäre auch eine Untersuchung wünschenswert zur Auswirkung der Resistenz der Borrelien gegenüber dem Komplementsystem mit der Frage, ob dadurch vielleicht eine partielle und funktionelle Immunschwäche beim Patienten verursacht wird.

Bei der Therapie ergeben sich eveltuell auch neue Perspektiven. Ich sehe die Schlüsselprobleme in den Persister-Formen der Borrelien aber auch Persiter-Formen anderer Erreger, in der Möglichkeit der Bildung von Biofilmen durch viele Krankheits-Erreger generell sowie in den Ko- und Begleitinfektionen der Borreliose bzw. anderer Zecken-übertragenen Erkrankungen.

Dies alles könnte die Vielfältigkeit und den chronischen Verlauf der Symptomatik und die Schwierigkeiten bei der Diagnostik sowie der Therapie erklären. Zusätzlich sind die Gewebegängigkeit der jeweiligen Antibiotika, die Kompartimente, in denen sich die Erreger aufhalten und die Probleme mit der Antibiotika-Therapie bei langsam wachsenden Bakterien, zu denen auch die Borrelien gehören, zu beachten.

Nicht umsonst unterscheidet man entsprechend dem Postulat der vergleichenden Ursachen von Infektionskrankheiten zudem zwischen frontal interagierenden Krankheits-Erregern und stealth interagierenden Krankheitserregern. Frontal interagierende Krankheitserreger verursachen typischerweise kurzzeitig akute Infektionskrankheiten. Stealth interagierende Krankheitserreger verursachen über längere Zeiträume bleibende krankheitsrelevante Infektionszustände. Stealth interagierende Krankheitserreger sind „Bakterien-Varianten die Keramik-Filter mit einer Porosität von 250 Nanometer oder weniger passieren". (Mattman L) 250 Nanometer, das ist Virusgröße.

	Frontal pathogens	Stealth pathogens
	Hot infections Infection chaud	Cold infections Infection froid
	Bakterielle Original – Formen Phäno – Typen Bakterien	Bakterielle Stress – Varianten Geno – Typen L-Formen, filterable forms (<250 nm)
Inkubation	kurz (Stunden oder Tage)	lange (Monate oder Jahre)
Symptome	akut	chronisch
Immunität	sterilisierbar	nicht sterilisierbar
Übertragung	direkt	indirekt
Vervielfältigung	Schnell	langsam
Trägerstatus	speziell	allgemein
Therapie	3 – 7 oder 14 Tage	3 - 6 Monate oder mehrere Jahre

Tabelle 5: Postulat der vergleichenden Ursachen von Infektionskrankheiten.

Diese Betrachtungen sollen nur nachdenklich machen. Es könnte sein, dass doch noch nicht alles bekannt ist. Die neuen Studien von 2015 deuten an, dass eine weitere Erforschung insgesamt Sinn machen könnte.

Der Patient von heute ist gut informiert und stellt entsprechende Fragen an den praktisch tätigen Arzt. Wenn der Patient weiterhin Beschwerden hat, die auch der Psychiater, der Psychologe oder der Facharzt für Psychosomatische Medizin nicht verbessern und behandeln kann, wird er weiter suchen und vor allem den praktischen Arzt fragen.

Eine sehr umfangreiche Sammlung von Literaturstellen haben wir dazu im Folgenden zusammengestellt. Die Listen sind meistens noch länger als wir sie hier präsentieren können. Wir wollen nur zeigen, wieviel Literatur es zu diesem Thema bereits gibt. Außerdem erscheinen ständig neue Studien. Das wiederum zeigt, dass die Diskussion zu diesem Themen-Komplex offenbar noch nicht abgeschlossen ist.

Wir haben Sorge, dass es hier ein Problem gibt und stehen mit dieser Meinung auch nicht alleine. Die Entomological Society of America (ESA) und Herr Dr. John Aucott, der Leiter des neuen Lyme Disease Clinical Research Center der Johns Hopkins Universität, sehen das auch so und werben für weitere Untersuchungen, Studien und eine sachliche Diskussion. Wir denken, dass das Problem mit Zecken-übertragenen Erkrankungen auch für Europa zutreffen könnte und nicht nur für die USA.

Literatur

Literatur zu Abstract

Das Pro und das Kontra der Meinungen zu Lyme-Borreliose und den Ko – Infektionen
http://www.erlebnishaft.de/pro_contra.pdf
http://www.xerlebnishaft.de/standpunkte_perspektiven.pdf

Literatur zu Punkt 1: Allgemeines

[1] Teegler A et al. (2014) The relapsing fever spirochaete Borrelia miyamotoi resists complement-mediated killing by human serum" Ticks and Tick-borne Diseases
www.elsevier.com/locate/ttbdis

[2] Wagemakers A, Oei A et.al. (2014) The relapsing fever spirochete Borrelia miyamotoi is cultivable in a modified Kelly-Pettenkofer medium, and resistant to human complement, Parasit Vectors 7(1), 418. doi: 10.1186/1756-3305-7-418.
http://www.ncbi.nlm.nih.gov/pubmed/25189195

[3] Satz N (2010) Klinik der Lyme-Borreliose; 3. Auflage, Huber Verlag, S. 173 ff.

[4] Brangulis K, et al.: Crystal structures of the Erp protein family members ErpP and ErpC from Borrelia burgdorferi reveal the reason for different affinities for complement regulator factor H; Biochim. Biophys. Acta (2015). http://dx.doi.org/10.1016/j.bbapap.2014.12.025

[5] Devevey Godefroy et. al.: "First arrived takes all: inhibitory priority effects dominate competition between co-infecting Borrelia burgdorferi strains", BMC Microbiology (2015) 15:61, DOI 10.1186/s12866-015-0381-0

[6] Eshoo Mark W et.al. „Broad-Range Survey of Tick-Borne Pathogens in Southern Germany Reveals a High prevalence of Babesia microti and a Diversity of Other Tick-Borne Pathogens", Vector-Borne and Zoonotic Diseases, Volume 14, Number 8, 2014

[7] Singh G, Bonham Aaron J :" A Predictive Equation to Guide Vitamin D Replacement Dose in Patients", J Am Board Fam. Med. 2014;27(4):495-509

[8] McCown ME, Monterroso VH, Cardona W "Surveillance for Ehrlichia canis, Anaplasma phagocytophilum, Borrelia burgdorferi, and Dirofilaria immitis in Dogs From Three Cities in Colombia", J Spec Oper Med 2014 Spring;14(1):86-90

[9] Dingler RJ, Wright SA et.al. "Survaillance for Ixodes pacificus and the tick-borne pathogens Anaplasma phagocytophilum and Borrelia burgdorferi in birds from California`s Inner Coast Range", Ticks Tick Borne Dis. 2014, Jun;5(4):436-45

[10] Dibernardo Antonia et al.: The prevalence of Borrelia miyamotoi infection, and co-infections with other Borrelia spp. in Ixodes scapularis ticks collected in Canada; Parasites & Vectors 2014, 7:183.

[11] Hornok et.al. "Synanthropic rodents and thier ectoparasites as carriers of an novel haemoplasma and vector-borne, zoonotic pathogens indoors", Parasites & Vectors (2015) 8:27 DOI 10.1186/s13071-014-0630-3

[12] Shimamoto Yoshinori et.al. "Downregulation of Hepatic Cytochrome P450 3A in Mice Infected with Babesia microti", J.Vet.Med.Sci. 74(2):241-245, 2012

[13] Rizzoli A et.al. "Ixodes ricinus and its transmitted pathogens in urban and peri-urban areas in Europe: new hazards and relevance for public health", frontiers in Public Health, Dezember 2014, volume 2, Article 251, doi:10.3389/fpubh.2014.00251

[14] Alleskönner Vitamin-D? Bei niedrigen Spiegeln sind Hirninfarkte verheerender: Medscape. 17. Feb 2015. ; 1. International Stroke Conference (ISC), 11. bis 13. Februar 2015 Nashville/Tennessee – Henninger N, et al: Abstract W MP62, 11. Februar 2015

[15] Gurmukh S, Bonham AJ (2014) A Predictive Equation to Guide Vitamin D Replacement Dose in Patients. J Am Board Fam. Med. 27(4), 495-509

[16] Spitz J (2014) Vitamin D, ISBN 978-3-00-027740-5
http://www.gu.de/buecher/bewusst-gesund-leben/beschwerden-erkrankungen/19819-superhormon-vitamin-d/

[17] Bohorquez DV et.al. "Neuroepithelial circuit formed by innervation of sensory enteroendocrine cells", J Clin Invest. doi:10.1172/JCI78361, Nov 2014

[18] Comstedt P et. al.: "Migratory passerine birds as reservoirs of Lyme borreliosis in Europe", Emerg Infect Dis. 2006 Jul; 12(7): 1087-95

[19] May K et al.: "Borrelia burgdorferi sensu lato and co-infections with Anaplasma phagocytophilum and Rickettsia spp. in Ixodes ricinus in Hamburg, Germany". Med. Vet. Entomol. 2015(Jun), DOI: 10.1111/mve.12125

[20] Fukunaga M, Takahashi Y, Tsuruta Y, Matsushita O, Ralph D, McClelland M, Nakao M (1995) Genetic and phenotypic analysis of Borrelia miyamotoi sp. nov. isolated from the ixodid tick Ixodes persulcatus, the vector for Lyme disease in Japan. Int. J. Syst. Bacteriol. 45, 804–810. http://news.yale.edu/2013/01/16/so-new-it-doesn-t-have-name-yale-researchers-discover-tick-borne-infection

[21] Gemeinsame Studie der Universität Coimbra, Portugal, und Universität Neuchatel, Schweiz: „First study on birds as hosts of Lyme Disease", vgl. Pravda.ru vom 09.01.2013

[22] Scoles et al. (2001) A relapsing fever group spirochete transmitted by Ixodes scapularis ticks. Vector Borne Zoonotic Dis 1, 21-34.

[23] Borrelia miyamotoi: A Lesson in Disease Discovery, Annals of Internal Medicine, 2013 American College of Physicians; vgl. Centers for Disease Control and Prevention 24/7, Saving Lives. <protecting People™; www.cdc.gov/ticks/miyamotoi.html

[24] "Lyme disease costs up to $ 1.3 billion per year to treat, study finds" (2015, February 5) retrieved 6 February 2015 from Http://medicalxpress.com/news/2015-02-lyme-disease-billions-year.html

[25] Marion Blaschitz et al. (2008) : Babesia Species Occurring in Austrian Ixodes ricinus Ticks. Applied and environmental Microbiology, Aug. 74(15), 4841-4846

[26] Platonov AE, Karan LS, Kolyasnikova NM, Makhneva NA, Toporkova MG, Maleev VV, et al. (2011) Humans infected with relapsing fever spirochete Borrelia miyamotoi, Russia.

Emerg Infect Dis. [Epub ahead of print] http://wwwnc.cdc.gov/eid/pdfs/10-1474-ahead_of_print.pdf

[27] Obsomer V et al. (2013) Spatial disaggregation of tick occurence and ecology at a local scale as a preliminary step for spatial surveillance of tick born diseases: general framework and health implications in Belgium", in parasites&vectors, 22.6:190 Epub

[28] Mark W et al. (2014) Broad-Range Survey of Tick-Borne Pathogens in Southern Germany Reveals a High Prevalence of Babesia microti and a Diversity of Other Tick-Borne Pathogens. Vector-Borne And Zoonotic Diseases, 14(8)

[29] Michelet Lorraine et.al. (2014) High-throughput screening of tick-borne pathogens in Europe. Frontiers in Cellular and Infection Microbiology, July 2014, Volume 4, Artticle 103

[30] Crowder CD, Carolan HE, Rounds MA et al. (2014) Prevalence of Borrelia miyamotoi in Ixodes Ticks in Europe and the United States. CDC 20(10) http://wwwnc.cdc.gov/eid/article/20/10/13-1583_article

[31] Feng J et al. (2014) : Identification of novel activity against Borrelia burgdorferi persisters using an FDA approaved drug library", Emerging microbes and Infections 3, e49

Cook Michael J : "Lyme borreliosis: a review of data on trasmission time after tick attachment", International Journal of General Medicine 2015:8 1-8

Lee CA (1996) Pathogenicity islands and the evolution of bacterial pathogens. Infect. Agens Dis. 5, 1-7

Stephens C, Shapiro L (1996) Bacterial pathogenesis. Delivering the payload. Curr. Biol. 6, 927-930

Dormann E. (1998) Pathogenitätsfaktoren bakterieller Krankheitserreger. Dtsch. Med. Wschr 123, 229-236 http://www.xerlebnishaft.de/bakt_pathogenitaetsfaktoren.pdf

Olson ME, Ceri H, Morck DW, Buret AG, Read RR (2002) Biofilm bacteria: formation and comparative susceptibility to antibiotics. Can. J. Vet. Res. 66, 86–92. http://www.ncbi.nlm.nih.gov/pmc/articles/PMC226988/

Köck R, Mellmann A, Schaumburg, F et al. (2011) Methicillin-resistenter Staphylococcus aureus in Deutschland: Epidemiologie. The Epidemiology of Methicillin-Resistant Staphylococcus aureus (MRSA) in Germany Dtsch Arztebl Int 108(45), 761-7; DOI: 10.3238/arztebl.2011.0761 http://www.aerzteblatt.de/archiv/112574/Methicillin-resistenter-Staphylococcus-aureus-in-Deutschland-Epidemiologie, http://www.aerzteblatt.de/archiv/literatur?id=112574

Weiterführende Literatur zu Punkt 1: Allgemeines

Pathogenitätsfaktoren http://www.kabilahsystems.de/virulenz_inhibitoren.pdf

Immunität http://www.erlebnishaft.de/danger_model.pdf

Bakterielle Stress-Varianten http://www.erlebnishaft.de/stressvar1.pdf

Borrelien Populationsdynamik http://www.erlebnishaft.de/stressvar2.pdf

Neuere Literatur zu Punkt 2: Gibt es eine chronische Borreliose?

Persistenz der Lyme Borreliose, Chronisch-persistierende Infektion mit Borrelia burgdorferi (die Studiensammlung umfasst 318 Studien)

[32] Borgermans Liesbeth et. al.: Relevance of Chronic Lyme Disease to Family Medicine as a Complex Multidimensional Chronic Disease Construct: A Systemic Review, International Journal of Family Medicine, Volume 2014, Article ID 138016, 10 pages, http://dx.doi.org/10.1155/2014/138016

[33] Daniel J. Cameron Daniel J: Proof That Chronic Lyme Disease Exists, Interdisciplinary Perspectives on Infectious Diseases; Volume 2010, Article ID 876450, 4 pages.

Markeljevic Jasenka et al.: "Tremor, Seizures and Psychosis as presenting symptoms in a patient with chronic Lyme Neuroborreliosis (Lnb)", Coll. Anthropol. 35 (2011), Suppl. 1: 313-318

Miklossy J, Kasas S, Zurn AD, et al. (2008) Persisting atypical and cystic forms of Borrelia burgdorferi and local inflammation in Lyme neuroborreliosis. J Neuroinflammation 40. http://www.unboundmedicine.com/medline/citation/18817547/abstract/Persisting_atypical_and_cystic _forms_of_Borrelia_burgdorferi_and_local_inflammation_in_Lyme_neuroborreliosis_

Marques A. (2008) Chronic Lyme disease: a review. Infect Dis Clin North Am. 22(2), 341–360. http://www.ncbi.nlm.nih.gov/pubmed/18452806

Fallon BA, Keilp JG, Corbera KM, et al. (2008) A randomized, placebo-controlled trial of repeated IV antibiotic therapy for Lyme encephalopathy. Neurology. 70(13), 992–1003. http://www.ncbi.nlm.nih.gov/pubmed/17928580

Cameron DJ. (2008) An appraisal of "chronic Lyme disease." N Engl J Med 358:429-30.

Cameron DJ (2008) Proof That Chronic Lyme Disease Exists. Antimicrob Agents Chemother. 52(5), 1728–1736. http://www.ncbi.nlm.nih.gov/pmc/articles/PMC2876246/

Marques A. (2008) Chronic Lyme disease: a review. Infect Dis Clin N Am 22, 341-360

Wormser GP, Shapiro ED, Halperin JJ et al. (2009) Analysis of a flawed double-blind, placebocontrolled, clinical trial of patients claimed to have persistent Lyme disease following treatment. Minerva Med 100(2), 171-172

Liegner KB (2009) Chronic Persistent Infection in Lyme Neuroborreliosis Despite Prior Intensive Antibiotic Treatment – Challenge to Duration of Treatment for Late Neurologic Lyme Disease and Post-Lyme Syndromes. http://www.ilads.org/lyme_disease/written_testimony/15%20Liegner-Chronic%20Persistent%20Infection.pdf

Cameron DJ. (2009) Clinical trials validate the severity of persistent Lyme disease symptoms. Medical Hypotheses. 72(2), 153–156. http://www.ncbi.nlm.nih.gov/pubmed/19013025

Cameron DJ. (2009) Insufficient evidence to deny antibiotic treatment to chronic Lyme disease patients. Medical Hypotheses. 72(6), 688–691. http://www.ncbi.nlm.nih.gov/pubmed/19268485

Klemann W., Huismans B.D. (2009) Patienten mit Erreger-Direktnachweis bei chronischer Lyme-Borreliose: Klinik, Labordiagnostik, Antibiotika-Therapie und Krankheitsverlauf. Eine retrospektive Studie. Umwelt-medizin-gesellschaft 22 (2) 132-138

Fallon et al. (2010) Inflammation and central nervous system Lyme disease. Neurology of Disease 37, 534-541

Baker CJ (2010) Chronic Lyme disease: in defense of the scientific enterprise. FASEB J 24, 4175-77

Cerar D. (2010) Subjective Symptoms after Treatment of Early Lyme Disease. Am J Medicine 123(1), 79–86. http://www.ncbi.nlm.nih.gov/pubmed/20102996

Chandra et al. (2010) Anti-neural antibody reactivity in patients with a history of Lyme borreliosis and persistent symptoms. Brain Behav Imm. 24, 1018-1024

Stricker RB, Johnson L. (2011) Lyme disease: the next decade. Infect Drug Resist. 4, 1–9.

Miklossy (2011) Alzheimer's disease - a neurospirochetosis.Analysis of the evidence following Koch's and Hill's criteriaJournal of Neuroinflammation 8, 90 http://www.jneuroinflammation.com/content/8/1/90

Greco Jr TP, Conti-Kelly AM, Greco TP (2011) Antiphospholipid antibodies in patients with purported 'chronic Lyme disease' Lupus 0, 1–6 http://lup.sagepub.com/content/early/2011/07/05/0961203311414098

Shor S. (2011) Retrospective analysis of a cohort of internationally case defined chronic fatigue syndrome patients in a lyme epidemic area. Bulletin of the IACFS/ME 18(4), 109-123 http://www.iacfsme.org/BULLETINWINTER2011/Winter2011ShorABSTRACT/tabid/459/Default.aspx

Barbour A. (2012) Remains of infection. J Clin Invest. doi:10.1172/JCI63975 http://www.jci.org/articles/view/63975

Stricker RB (2012) Lyme Disease: The Hidden Epidemic. House Committee on Foreign Affairs, Subcommittee on Africa, Global Health, and Human Rights. http://foreignaffairs.house.gov/112/HHRG-112-FA16-WState-StrickerR-20120717.pdf

Albrecht P, Henke N, Lehmann HC et al. (2012) A case of relapsing-remitting neuroborreliosis? Challenges in the differential diagnosis of recurrent myelitis. Case Reports in Neurology 4, 47-53 http://www.ncbi.nlm.nih.gov/pubmed/22649342

Fallon BA, Petkova E, Keilp JG, Britton CB (2012) A Reappraisal of the U.S. Clinical Trials of Post-Treatment Lyme Disease Syndrome. The Open Neurology Journal, 6, (Suppl 1-M2) 79-87 http://benthamscience.com/open/toneuj/articles/V006/SI0078TONEUJ/79TONEUJ.htm

Stricker RB, Johnson L (2012) Spirochetal 'debris' versus persistent infection in chronic Lyme disease: from semantics to science. Future Microbiol. 7(11), 1243–1246

DeLong A, Blossom B, Maloney E et al (2012) Antibiotic retreatment of Lyme disease in patients with persistent symptoms: A biostatistical review of randomized, placebo-controlled, clinical trials. Contemporary Clin Trials. 33(6), 1132-42. doi: 10.1016/j.cct.2012.08.009. Epub 2012 Aug 19. http://www.ncbi.nlm.nih.gov/pubmed/22922244

Barthold SW (2012) Persistence of Non-Cultivable Borrelia burgdorferi Following Antibiotic

Treatment: Critical Need for Further Research
http://foreignaffairs.house.gov/112/HHRG-112-FA16-WState-BartholdS-20120717.pdf

Iyer R, Mukherjee P, Wang K et al. (2012) Detection of Borrelia burgdorferi nucleic acid after antibiotic treatment does not confirm viability. J.Clin Microbiol
http://www.ncbi.nlm.nih.gov/pubmed/23269733

Berndtson K (2013) Review of evidence for immune evasion and persistent infection in Lyme disease. International Journal of General Medicine. 2013(6), 291 – 306 DOI:
http://dx.doi.org/10.2147/IJGM.S44114   http://www.dovepress.com/articles.php?article_id=12856
http://www.ncbi.nlm.nih.gov/pmc/articles/PMC3636972/

Stricker RB, Johnson L (2013) Review. Persistent infection in chronic Lyme disease: does form matter? Research Journal of Infectious Diseases. DOI : http://dx.doi.org/10.7243/2052-5958-1-2   http://www.hoajonline.com/infectdis/2052-5958/1/2

Huismans BD (2014) Chronische Lyme-Borreliose, ein Multi-System-Multi-Infektions-Syndrom an einem immun-defizienten Wirt. Diagnostik und Therapie.
http://www.xerlebnishaft.de/chronisch.pdf   http://www.xerlebnishaft.de/chronisch_eng.pdf

Weiterführende Literatur zu Punkt 2: Gibt es eine chronische Borreliose?

Borrelien trotz Behandlung mit Antibiotika Mensch
http://www.xerlebnishaft.de/trotzantibiosepat.pdf

Borrelien trotz Antibiose, Tier http://www.erlebnishaft.de/trotzantibiosetier.pdf

Neuere Literatur zu Punkt 3: Symptome bei der Infektion mit Borrelien und Ko-Infekten und anderen chronischen Infektionen

Symptome (allgemein)

Espiney Amaro et.al. "Lyme disease: sudden hearing loss as the sole presentation", The Journal of Laryngology & Otology, 1 of 4, 2015, doi:10.1017/S0022215114003417

[34] Donta Sam T: "Lyme Disease, Chronic Fatigue and Fibromyalgia", Chronic Dis Int. 2014;1(1):2

Mirouse G. et al: "Bartonella henselae osteoarthritis of the upper cervical spine in a 14-year-old boy", Orthop Traumatol Surg Res (2015), http://dx.doi.org/10.1016/j.otsr.2015.02.007

[56] Garakani Amir and Mitton Andrew G : New-Onset Panic, Depression with Suicidal Thoughts, and Somatic Symptoms in a Patient with a History of Lyme Disease, Case Reports in Psychiatry, Volume 2015, Article ID 457947, 4 pages;
http://dx.doi.org/10.1155/2015/457947

[35] Arseny A. Sokolov et al. Acute Lyme Neuroborreliosis with Transient Hemiparesis and Aphasia ; Ann Emerg Med. 2015: 1-5;
http://dx.doi.org/10.1016/j.annnemergmed.2015.01.011

[36] Nurcan Üceyler, Zeller Daniel et al.: Small fibre pathology in patients with fibromyalgia syndrome, Brain 2013: 136; 1857-1867 ; doi:10.1093/brain/awt053

[37] Gerwin Morris et al.: The putative role of Viruses, Bacteria, and chronic Fungal Biotoxin

exposure in the Genesis of intractable Fatigue accompanied by cognitive and physical Disability, Mol Neurobiol, doi 10.1007/s12035-01509262-7; 17.06. 2015

Schmerz

Zimering Jeffrey H. et.al. (2014) Acute and chronic pain associated with Lyme borreliosis: Clinical characteristics and pathophysiologic mechanisms", PAIN 144 1435-1438

Zahn, Mund, Rachenbefall

Meining GE (2008) Root Canal Cover-Up.
http://www.amazon.com/Root-Canal-Cover-George-Meinig/dp/0916764095

Arizona Center for Advanced Medicine (2009) Lyme disease often resides in the mouth
http://arizonaadvancedmedicine.com/lyme-disease-often-resides-in-the-mouth/

Biswas D, Nick StaVord N (2010) Borrelia tonsillitis: common symptoms but uncommon organism. Eur Arch Otorhinolaryngol 267, 989–990 DOI 10.1007/s00405-010-1229-8
http://www.ncbi.nlm.nih.gov/pubmed/20237790

The Natural Recovery Plan (2013) Does Lyme Disease Originate in the Mouth?
http://www.thenaturalrecoveryplan.com/articles/Does-Lyme-Disease-Originate-in-the-Mouth.html

Augenbefall

Leys AM, Schönherr U., Lang GE et. al.: Bulletin de la Societe Belge D`ophtalmologie (1995, 259:205-2014) , Department of Opthalmology, Universitaire Ziekenhuizen Leuven, Belgium

Omar Lezrek et.al.: Neuroretinitis in Ocular Batonellosis", J.Pediatr. 2014, www.jpeds.com

Pérez de Arcelus M, Salinas A, García Layana A. (2008) Retinal manifestations of infectious diseases. An Sist Sanit Navar31 Suppl 3, 57-68. [Article in Spanish] Departamento de Oftalmología, Clínica Universitaria de Navarra, Pamplona, Spain.
http://www.ncbi.nlm.nih.gov/sites/pubmed/19169295

Mora P, Carta A (2009) Ocular manifestations of Lyme borreliosis in Europe. Int J Med Sci 6(3), 124-125. doi:10.7150/ijms.6.124 http://www.medsci.org/v06p0124.htm

Massimo Accorinti (2009) Ocular Bartonellosis. International Journal of Medical Sciences. 6(3), 131-132 http://www.medsci.org/v06p0131.htm

Sauer A, Hansmann Y, Jaulhac B, Bourcier T, Speeg-Schatz C. (2009) Five Cases of Paralytic Strabismus as a Rare Feature of Lyme Disease. Clin Infect Dis. Departments of 1Ophthalmology, 2Infectious Disease, Pole Specialty Medecine Ophthalmology Hygiene, and Bacteriology, Hopitaux Universitaires de Strasbourg, Strasbourg, France. http://www.ncbi.nlm.nih.gov/pubmed/19193112

Blanc F, Ballonzoli L, Marcel C, De Martino S, Jaulhac B, de Seze J (2010) Lyme optic neuritis. J Neurol Sci doi:10.1016/j.jns.2010.05.009.

Sauer A, Speeg-Schatz C, Hansmann Y (2011) Two Cases of Orbital Myositis as a Rare

47

Feature of Lyme Borreliosis. Case Reports in Infectious Diseases Volume 2011 (2011), Article ID 372470, 3 pages http://dx.doi.org/10.1155/2011/372470 http://www.hindawi.com/journals/criid/2011/372470/

Agarwal W (2012) Gass`Atlas of Macular diseases. Ibd. Chapter 10 Infectious diseases of retinal and chorioid. http://www.amazon.de/Gass-Atlas-Macular-Diseases-2-Volume/dp/143771580X

Norfarizal Ashikin A et.al. (2014) Unilateral visual loss secondary to cat scratch disease in a healthy young man. Asian Pacific Journal of Tropical Disease. 5(1), 77–79 http://www.sciencedirect.com/science/article/pii/S2222180814606319

Berghoff W (2014) Augenerkrankungen bei LB. http://www.praxis-berghoff.de/dokumente/berghoff150714/Kapitel_16_Augenerkrankungen_bei_LB.pdf

Nerven- und Hirnbefall

Neurologie (umfangreiche Litreaturangaben siehe unter Weiterführende Literatur zu Punkt 3: Symptome und Befall)

Multiple Sklerose, Encephalomyelitis disseminata

Fadil H, Kelley RE, Gonzalez-Toledo E (2007) Differential diagnosis of multiple sclerosis. Int Rev Neurobiol 393-422.

Miller DH, Weinshenker BG, Filippi M et al. (2008) Differential diagnosis of suspected multiple sclerosis: a consensus approach. Mult Scler. 14(9), 1157–1174 http://www.ncbi.nlm.nih.gov/pmc/articles/PMC2850590/

Liegner KB (2009) Lyme Neuroborreliosis(LNB) vs. multiple sclerosis(MS): problematic differentiation ILADS BREAK-OUT SESSION GAYLORD NATIONAL CONVENTION CENTER NATIONAL HARBOR, MARYLAND October 24-25

Perron H, Bernard C, Bertrand JB et al. (2009) Endogenous retroviral genes, Herpesviruses and gender in Multiple Sclerosis. J Neurol Sci. 286(1-2), 65-72.

Blanc F, Ballonzoli L, Marcel C et al. (2010) Lyme optic neuritis.J Neurol Sci 295(1-2),117-9

Mattsson N, Bremell D, Anckarsäter R, et al. (2010) Neuroinflammation in Lyme neuroborreliosis affects amyloid metabolism. BMC Neurol 51.

Nørgaard M, Nielsen RB, Jacobsen JB et al. (2011) Use of penicillin and other antibiotics and risk of multiple sclerosis: a population-based case-control study. Am J Epidemiol. 174(8), 5-8. doi: 10.1093/aje/kwr201. Epub http://aje.oxfordjournals.org/content/174/8/945

Cossu D, Masala S, Cocco E et al. (2012) Are Mycobacterium avium subsp. paratuberculosis and Epstein-Barr virus triggers of multiple sclerosis in Sardinia? Mult Scler. 18(8), 1181-4. doi:10.1177/1352458511433430. Epub 2012 Jan 19. http://www.ncbi.nlm.nih.gov/pubmed/22261119

Djelilovic-Vranic J, Alajbegovic A. (2012) Role of early viral infections in development of multiple sclerosis. Med Arh. 66(3 Suppl 1), 37-40.

Comabella M, Khoury SJ (2012) Immunopathogenesis of multiple sclerosis. Clinical immunology (Orlando, Fla.)

Zajicek J (2013) Multiple sclerosis. Handbook of clinical neurology 2013

Mameli G, Madeddu G, Mei A et al. (2013) Activation of MSRV-Type Endogenous
Retroviruses during Infectious Mononucleosis and Epstein-Barr Virus Latency: The Missing
Link with Multiple Sclerosis? PLoS One. 8(11), e78474. doi: 10.1371/journal.pone.0078474.
http://www.ncbi.nlm.nih.gov/pubmed/24236019

Angelini DF, Serafini B, Piras E, Severa M, Coccia EM, Rosicarelli B, Ruggieri S, Gasperini
C, Buttari F, Centonze D, Mechelli R, Salvetti M, Borsellino G, Aloisi F, Battistini L (2013)
Increased CD8+ T cell response to Epstein-Barr virus lytic antigens in the active phase of
multiple sclerosis. PLoS Pathog. 9(4), e1003220. doi: 10.1371/journal.ppat.1003220.
http://www.ncbi.nlm.nih.gov/pubmed/23592979

Garcia-Montojo M, Dominguez-Mozo M, Arias-Leal A et al. (2013) The DNA copy number of
human endogenous retrovirus-W (MSRV-type) is increased in multiple sclerosis patients
and is influenced by gender and disease severity. PLoS One. 8(1), e53623. doi:
10.1371/journal.pone.0053623. http://www.ncbi.nlm.nih.gov/pubmed/23308264

Mancuso R1, Saresella M, Hernis A, Agostini S, Piancone F, Caputo D, Maggi F, Clerici M.
(2013) Torque teno virus (TTV) in multiple sclerosis patients with different patterns of
disease. J Med Virol. 85(12), 2176-83. doi: 10.1002/jmv.23707. Epub 2013 Aug 19.

García-Montojo M, de la Hera B, Varadé J, et al. (2014) HERV-W polymorphism in
chromosome X is associated with multiple sclerosis risk and with differential expression of
MSRV. Retrovirology. 11(1), 2. http://www.ncbi.nlm.nih.gov/pubmed/24405691

Multiple Sclerosis and Lyme Pathology Research Fund (2014)
http://www.lyme-ms-pathology.com/

Mameli G, Cossu D, Cocco E et al. (2014) Epstein-Barr virus and Mycobacterium avium
subsp. paratuberculosis peptides are cross recognized by anti-myelin basic protein
antibodies in multiple sclerosis patients. J Neuroimmunol. pii: S0165-5728(14)00063-0. doi:
10.1016/j.jneuroim.2014.02.013. http://www.ncbi.nlm.nih.gov/pubmed/24642384

Berghoff W (2009 / 2014) Differentialdiagnose Multiple Sklerose (MS) / Lyme-
Neuroborreliose (LNB).
http://www.praxis-berghoff.de/dokumente/Differentialdiagnose_MS_LNB.pdf
http://www.praxis-berghoff.de/dokumente/berghoff150714/Kapitel_14_Differentialdiagnose_MS_LNB.pdf

Beltrán E, Obermeier B, Moser M et al. (2014) Intrathecal somatic hypermutation of IgM in
multiple sclerosis and neuroinflammation. Brain : a journal of neurology 07/2014;
DOI: 10.1093/brain/awu205 Source: PubMed http://www.ncbi.nlm.nih.gov/pubmed/25060097

Lossius A, Johansen JN, Vartdal F, Robins H, Benth JS, Holmøy T, Olweus J. (2014)
Highthroughput sequencing of TCR repertoires in multiple sclerosis reveals intrathecal
enrichment of EBV-reactive CD8+ T cells. Eur J Immunol. doi: 10.1002/eji.201444662.
http://www.ncbi.nlm.nih.gov/pubmed/25103993

Morbus Alzheimer

Miklossy Judith (2015): Historic evidence to support a causal relationship between
spirochetal infections and Alzheimer's disease, Frontiers in Aging Neuroscience, Volume 7,

Article 46, April 2015; doi: 10.3389/fnagi 2015 00046

Maheshwari P, Eslick GD. (2014) : Bacterial Infection and Alzheimer's Disease: A Meta-Analysis., J Alzheimers Dis. http://www.ncbi.nlm.nih.gov/pubmed/25182736

MacDonald AB (2007) Alzheimer's neuroborreliosis with trans-synaptic spread of infection and neurofibrillary tangles derived from intraneuronal spirochetes. Med Hypotheses. 68(4), 822-5.

MacDonald AB (2007) Alzheimer's disease Braak Stage progressions: reexamined and redefined as Borrelia infection transmission through neural circuits. Med Hypotheses 68(5), 1059-64.

Haass C, Selkoe DJ (2007) Soluble protein oligomers in neurodegeneration: lessons from the Alzheimer's amyloid beta-peptide. Nat Rev Mol Cell Biol 8, 101-12

MacDonald, A. B. (2008) (on-line manuscript). Plaques of Alzheimers disease originate from cysts of Borrelia burgdorferi, the Lyme disease spirochete. Manuscript no. YMEHYD-06-00134R1. Elsevier Editorial System™ for Medical Hypotheses. 5 pp.

Miklossy J, Steele JC, Yu Sch et al. (2008) Enduring involvement of tau, b-amyloid, asynuclein, ubiquitin and TDP-43 pathology in the amyotrophic lateral sclerosis/parkinsonism–dementia complex of Guam (ALS/PDC). Acta Neuropathol DOI 10.1007/s00401-008-0439-2 http://www.ncbi.nlm.nih.gov/pubmed/18843496

Miklossy J. (2008) Chronic inflammation and amyloidogenesis in Alzheimer's disease – role of spirochetes. J. Alzheimer's Dis. 13(4), 381.391
http://www.j-alz.com/issues/13/vol13-4.html

Galbussera A, Tremolizzo L, Isella V, et al. (2008) Lack of evidence for Borrelia burgdorferi seropositivity in Alzheimer disease. Alzheimer Dis Assoc Disord 22(3), 308.

Holmes C, Cotterell D (2009) Role of infection in the pathogenesis of Alzheimer's disease: implications for treatment. CNS Drugs 23(12), 993-1002.

Miklossy J (2011) Emerging roles of pathogens in Alzheimer disease. Expert Rev Mol Med e30.

Miklossy J (2011) Alzheimer's disease - a neurospirochetosis. Analysis of the evidence following Koch's and Hill's criteria. J Neuroinflammation 90.

Zlokovic BV (2011) Neurovascular pathways to neurodegeneration in Alzheimer's disease and other disorders. Nat Rev Neurosci 12, 723-38.

Kantarci K, Lowe VJ, Boeve BF, Weigand SD, Senjem ML, Przybelski SA, Dickson DW, Parisi JE, Knopman DS, Smith GE et al. (2012) Multimodality imaging characteristics of dementia with Lewy bodies. Neurobiology of aging 33, 2091–105.

Nilsson P et al. (2013) Aβ secretion and plaque formation depend on autophagy. Cell Reports 5(1), 61-69 http://www.cell.com/cell-reports/abstract/S2211-1247%2813%2900502-0

Williams WM, Torres S, Siedlak SL, Castellani RJ, Perry G, Smith MA, Zhu X. (2013) Antimicrobial peptide beta-defensin-1 expression is upregulated in Alzheimer's brain. J Neuroinflammation. 10(1), 127. http://www.ncbi.nlm.nih.gov/pubmed/24139179

Miclossy J. (2013) Lyme Neuroborreliosis, Lyme Dementia and Alzheimer's Disease
http://www.youtube.com/watch?v=RftuNfcFxB4&list=PLbSMktQUOGfVVSaMBLyTNPW59MrR2EKvg

Usman A Khan, Li Liu, Frank A Provenzano, Diego E Berman, Caterina P Profaci, Richard
Sloan, Richard Mayeux, Karen E Duff, Scott A Small. (2013) Molecular drivers and cortical
spread of lateral entorhinal cortex dysfunction in preclinical Alzheimer's disease. Nature
Neuroscience, DOI: 10.1038/nn.3606 O´Day D (2013) The Alzheimer's Epidemic.
http://www.amazon.com/The-Alzheimers-Epidemic-Danton-ODay/dp/1456616412/

Pisa D, Alonso R, Juarranz A, Rábano A, Carrasco L (2013) Direct Visualization of Fungal
Infection in Brains from Patients with Alzheimer's Disease. J Alzheimers Dis.
http://www.ncbi.nlm.nih.gov/pubmed/25125470

Alonso R, Pisa D, Rábano A, Carrasco L (2014) Alzheimer's disease and disseminated
mycoses. European Journal of Clinical Microbiology & Infectious Diseases
http://link.springer.com/article/10.1007/s10096-013-2045-z

Bu XL, Yao XQ, Jiao SS, Zeng F, Liu YH, Xiang Y, Liang CR, Wang QH, Wang X, Cao HY,
Yi X, Deng B, Liu CH, Xu J, Zhang LL, Gao CY, Xu ZQ, Zhang M, Wang L, Tan XL, Xu X,
Zhou HD, Wang YJ. (2014) A study on the association between infectious burden and
Alzheimer's disease. Eur J Neurol. doi: 10.1111/ene.12477. [Epub ahead of print]
http://www.ncbi.nlm.nih.gov/pubmed/24910016

Hill JM, Clement C, Pogue AI, et al. (2014) Pathogenic microbes, the microbiome, and
Alzheimer's disease (AD). Front. Aging Neurosci., doi: 10.3389/fnagi.2014.00127
http://journal.frontiersin.org/Journal/10.3389/fnagi.2014.00127/full?utm_source=newsletter&
utm_medium=email&utm_campaign=Neuroscience-w27-2014

Blanc F, Philippi N, Cretin B, Kleitz C, Berly L, Jung B, Kremer S, Namer IJ, Sellal F,
Jaulhac B, de Seze J. (2014) Lyme Neuroborreliosis and Dementia. J Alzheimers Dis.
Neuroborreliosis: analysis of evidence compared to chronic or late neurosyphilis. Open
Neurol J. 6, 146-57

O'Daya DH, Catalanoc A (2014) A Lack of Correlation between the Incidence of Lyme
Disease and Deaths due to Alzheimer's Disease. Journal of Alzheimer's Disease xx
(20xx) x–xx DOI 10.3233/JAD-140552 IOS Press. http://www.ncbi.nlm.nih.gov/pubmed/24840565

Lövheim H, Gilthorpe J, Adolfsson R, Nilsson LG, Elgh F (2014) Reactivated herpes simplex
infection increases the risk of Alzheimer's disease. Alzheimers Dement. pii: S1552-
5260(14)02421-2. doi: 10.1016/j.jalz.2014.04.522.
http://www.ncbi.nlm.nih.gov/pubmed/?term=25043910

Mancuso R, Baglio F, Cabinio M, Calabrese E, Hernis A, Nemni R, Clerici M. (2014)
Titers of herpes simplex virus type 1 antibodies positively correlate with grey matter
volumes in Alzheimer's disease. J Alzheimers Dis. 38(4), 741-5. doi: 10.3233/JAD-130977.
http://www.ncbi.nlm.nih.gov/pubmed/24072067

De Jager PD, Srivastava G, Lunnon et al. (2014) Alzheimer's disease: early alterations in
brain DNA methylation at ANK1, BIN1, RHBDF2 and other loci. Nature Neuroscience.
doi:10.1038/nn.3786 http://www.nature.com/neuro/journal/vaop/ncurrent/full/nn.3786.htm

Autismus

Bransfield RC, Wulfman JS, Harvey WT, Usman AI. (2008) The association between tick-
borne infections, Lyme borreliosis and autism spectrum disorders. Med

Hypotheses. 70(5), 967-74. http://www.ncbi.nlm.nih.gov/pubmed/17980971
Bransfield RC (2009) Preventable cases of autism: relationship between chronic infectious diseases and neurological outcome. Pediatric Health 3 (2), 125–140
http://www.lymepa.org/autism_future_medicine.pdf

Rossignol DA, Frye RE. (2012) Mitochondrial dysfunction in autism spectrum disorders: a systematic review and meta-analysis. Mol Psychiatry 17(3), 290-314
http://www.ncbi.nlm.nih.gov/pubmed/21263444

Kuhn M, Grave S, Bransfield R, Harris S (2012) Long term antibiotic therapy may be an effective treatment for children co-morbid with Lyme and Autism Spectrum Disorder. Medical Hypotheses 1-9 http://www.ncbi.nlm.nih.gov/pubmed/22361005

Bransfield RC, Kuhn M (2013) Autism and Lyme Disease. JAMA. 310(8), 856-857.
http://jama.jamanetwork.com/article.aspx?articleID=1733709&utm_source=Silver

Ajamian M, Kosofsky BE, Wormser GP, Rajadhyaksha AM, Alaedini A.(2013) Serologic markers of Lyme disease in children with autism. JAMA. 309(17), 1771-3. Related citations http://www.ncbi.nlm.nih.gov/pubmed/23632714

Brimberg L, Sadiq A, Gregersen PK, Diamond B (2013) Brain-reactive IgG correlates with autoimmunity in mothers of a child with an autism spectrum disorder. Molecular Psychiatry, doi:10.1038/mp.2013.101
http://www.nature.com/mp/journal/vaop/ncurrent/full/mp2013101a.html

Sroner Rn Chow ML, Boyle MP et al. (2014) Patches of Disorganization in the Neocortex of Children with Autism. New England Journal of Medicine 370(13), 1209 http://www.nejm.org/doi/full/10.1056/NEJMoa1307491

Goh S, Dong Z, Zhang Y, et al. (2014) Mitochondrial Dysfunction as a Neurobiological Subtype of Autism Spectrum DisorderEvidence From Brain Imaging. JAMA Psychiatry. doi:10.1001/jamapsychiatry.2014.179
https://archpsyc.jamanetwork.com/article.aspx?articleid=1859135

Kuhn M, Bransfield R (2014) Divergent Opinions of Proper Lyme Disease Diagnosis and Implications For Children Co-Morbid with Autism Spectrum Disorder. Medical Hypotheses. http://dx.doi.org/10.1016/j.mehy.2014.06.005

Hooker BS (2014) Measles-mumps-rubella vaccination timing and autism among young african american boys: a reanalysis of CDC data Translational Neurodegeneration 3,16
http://link.springer.com/article/10.1186%2F2047-9158-3-16#page-1
http://www.translationalneurodegeneration.com/content/3/1/16

Crider A, Thakkar R, Ahmed AO et al. (2014) Dysregulation of estrogen receptor beta (ERβ), aromatase (CYP19A1), and ER co-activators in the middle frontal gyrus of autism spectrum disorder subjects. Molecular Autism 46 doi:10.1186/2040-2392-5-46 http://www.molecularautism.com/content/5/1/46

Psychiatrie (umfangreiche Litreaturangaben siehe unter Weiterführende Literatur zu Punkt 3: Symptome und Befall)

Befall des Herzens und der Blutgefäße (umfangreiche Literaturangaben siehe unter Weiterführende Literatur zu Punkt 3: Symptome und Befall)

[38] Yoon E, Vail E, Kleinman G, Lento PA, Li S, Wang G, Limberger R, Fallon JT, Lyme disease: A case report of a 17-year old male with fatal Lyme carditis, *Cardiovascular Pathology* (2015), doi: 10.1016/j.carpath.2015.03.003

Joseph D. Forrester et.al. „Notes from the Field: Update on Lyme Carditis, Groups at High Risk, and Frequency of Associated Sudden Cardiac Death—United States ", CDC 24/7 (MMWR), October 31, 2014/ 63(43);982-983

Jayaprakash Shentar et.al. "Diagnosis not to be missed: Lyme carditis, rare but reversible cause of complete atrioventricular block", Indian Heart Journal (November 2014), 1-4

Mannava K. et.al. "Putting Haert Block Back in the "Lyme Light", J Cardiol Cases (2014), http://dx.doi.org/10.1016/j.jccase.2014.12.001

Hyperergie, Atopie, Allergie (umfangreiche Litreaturangaben siehe unter Weiterführende Literatur zu Punkt 3: Symptome und Befall)

Gelenkbefall und Fibromyalgie

Hsieh Y-F, Liu H-W, Hsu T-Ch et al. (2007) Serum Reactivity against Borrelia burgdorferi OspA in Patients with Rheumatoid Arthritis. CLINICAL AND VACCINE IMMUNOLOGY American Society for Microbiology. 14(11), 1437–1441.

Scott DL, Wolfe F, Huizinga TW (2010) Rheumatoid arthritis. Lancet 376 (9746), 1094–108

Wen H, Baker JF (2011) Vitamin D, immunoregulation, and rheumatoid arthritis. Journal of clinical rheumatology : practical reports on rheumatic & musculoskeletal diseases 17 (2), 102–7.

Poehlmann KE (1997 Dissertation, 4. Auflage 2012) Rheumatoid Arthritis: The Infection Connection. Sarori Press.
http://www.amazon.com/Rheumatoid-Arthritis-Infection-Connection-Targeting/dp/0961726865

Soeken, K L; Miller, S A; Ernst, E.(2013) Herbal medicines for the treatment of rheumatoid arthritis: a systematic review. Centre for Reviews and Dissemination. National Institute for Health Research. Retrieved. http://rheumatology.oxfordjournals.org/content/42/5/652.full

Albert HB, Lambert P, Rollason J et al. (2013) Does nuclear tissue infected with bacteria following disc herniations lead to Modic changes in the adjacent vertebrae? European Spine Journal 22, Issue 4, 690-696 http://link.springer.com/article/10.1007%2Fs00586-013-2674-z

Albert HB, Sorensen JS, Christensen BSch, Manniche C (2013) Antibiotic treatment in patients with chronic low back pain and vertebral bone edema (Modic type 1 changes): a double-blind randomized clinical controlled trial of efficacy. European Spine Journal 22, Issue 4, 697-707 http://link.springer.com/article/10.1007/s00586-013-2675-y

Schneide M, Krüger K (2013) Rheumatoid arthritis – early diagnosis and disease management. Dtsch Ärztebl 110(27-28), 477-484
http://www.aerzteblatt.de/int/archive/article/142371

Ogrendik M (2013) Antibiotics for the treatment of rheumatoid arthritis. International Journal of General Medicine. Volume 2014, 7 Pages 43 – 47 http://dx.doi.org/10.2147/IJGM.S56957 http://www.dovepress.com/articles.php?article_id=15391

Ogrendik M (2013) Rheumatoid arthritis is an autoimmune disease caused by periodontal pathogens. International Journal of General Medicine 2013(6), 383 – 386
http://dx.doi.org/10.2147/IJGM.S45929
http://www.dovepress.com/rheumatoid-arthritis-is-an-autoimmune-disease-caused-by-periodontal-pa-peer-reviewed-article-IJGM

Shah N, Hülsmeier AJ, Hochhold N, Neidhart M, Gay S, Hennet T (2014) Exposure to mimivirus collagen promotes arthritis. J Virol. 88(2), 838-45. doi: 10.1128/JVI.03141-13. Epub 2013 Oct 30. http://www.ncbi.nlm.nih.gov/pubmed/24173233

Magen-Darmbefall (umfangreiche Litreaturangaben unter weiterführende Literatur zu Punkt 3 Symptome und Befall: Magen-Darmbefall)

Befall der Harnwege (umfangreiche Litreaturangaben unter weiterführende Literatur zu Punkt 3 Symptome und Befall: Befall der Harnwege)

Borrelien-Lymphom, Neoplasma, Entzündungen der Blutgefäße (umfangreiche Litreaturangaben unter Weiterführende Literatur zu Punkt 3 Symptome und Befall: Borrelien-Lymphom, Neoplasma, Entzündung der Blutgefäße)

Weiterführende Literatur zu Punkt 3: Symptome und Befall

Symptomatik Lyme-Borreliose http://www.xerlebnishaft.de/symptomatik_lyme.pdf

Symptome durch Krankheitserreger bei Multisystemkrankheiten

http://www.xerlebnishaft.de/symptomatik.pdf

Infectiologic differential diagnosis of chronic Lyme disease and so -called coinfections.

http://www.praxis-berghoff.de/dokumente/infektiologische_differentialdiagnose-engl.pdf

Symptomatik der Lyme-Borreliose

http://www.praxis-berghoff.de/dokumente/Symptomatik_der_Lyme-Borreliose.pdf

Zahn, Mund, Rachenbefall http://www.xerlebnishaft.de/zahn_mundpflege.pdf

Augenbefall http://www.xerlebnishaft.de/lyme_augenbefall.pdf

Nervenbefall http://www.xerlebnishaft.de/neurologische_patienten.pdf

http://www.erlebnishaft.de/multipleskleroseborreliose.pdf

http://www.erlebnishaft.de/alzheimerspirochaetosis.pdf

http://www.xerlebnishaft.de/autismus_und_lyme.pdf

http://www.erlebnishaft.de/psychiatric_patients.pdf

Befall der Blutgefäße und des Herzens http://www.xerlebnishaft.de/angiopathie.pdf

http://www.xerlebnishaft.de/herzkrankheit.pdf

Hyperergie, Atopie, Allergie http://www.xerlebnishaft.de/eosinophilie.pdf

Gelenkbefall und Fibromyalgie http://www.erlebnishaft.de/arthritiden.pdf

Magen-Darmbefall http://www.xerlebnishaft.de/gastroent_borr.pdf

Befall der Harnwege http://www.xerlebnishaft.de/cystitis.pdf

Borrelien-Lymphom, Neoplasma, Entzündung der Blutgefäße
http://www.xerlebnishaft.de/borrel_inflam_lymphom_neopl.pdf

Ko-Infekte und andere chronische Infektionen

Bartonellen (Rochalimaea)
(die neuere Literatur ist sehr umfangreich, siehe unter weiterführende Literatur zu Ko-Infektionen unter Bartonellen (Rochalimaea))

[58] Ahmad Ameilia et.al.: "Cat scratch disease presenting as increased intracranial pressure and aseptic meningitis", *Asian Pac J Trop Dis 2015; 5(6): 500-501; doi:10.1016/S2222-1808(15)60823-4*

Mirouse G. et al: "Bartonella henselae osteoarthritis of the upper cervical spine in a 14-year-old boy", Orthop Traumatol Surg Res (2015), http://dx.doi.org/10.1016/j.otsr.2015.02.007

Accorinti Massimo: "Ocular Bartonellosis"; International Journal of Medical Sciences; 2009; 6(3):131-132

Cari J Stek et al.: "Neuralgic amyotrophy associated with Bartonella henselae infection"; J Neurol Neurosurg Psychiatry published online Aug. 14, 2010; doi: 10.1136/jnnp.2009.191940

Jen-Wei Lin et.al: "Unknown Fever and Back Pain caused by Bartonella henselae in a Vetenarian after a Needle Puncture: A Case Report and Literature Review", Vector-Borne and Zoonotic Diseases, Volume 11, Number 5, 2011; doi: 10.1089/vbz.2009.0217

James L. Schaller et.al." Do Bartonella Infections Cause Agitation, Panic Disorder and Treatment Resistant Depression? "; MedGenMed. 2007; 9(3): 54, published online Sep. 13, 2007

Siamer S, Dehio C: New insights into the role of Bartonella effector proteins in pathogenensis; Current Opinion in Microbiology 2015, 23:80-85.

Breitschwerdt EB, et al. (2012) Neurological manifestations of bartenellosis in immunocompetent patients. J of Neuroparasitology 3,1-15

Beard CB, Nelson CA, Mead PS, Petersen LR. (2012) Bartonella spp. Bacteremia and rheumatic symptoms in patients from Lyme disease–endemic region. Emerg Infect Dis. 18, 1918–9. http://dx.doi.org/10.3201/eid1811.120675

Raoult D. (2012) Bartonella spp. bacteremia and rheumatic symptoms in patients from Lyme disease–endemic region. Emerg Infect Dis. 18(11), 1919; author reply 1919-20. http://dx.doi.org/10.3201/eid1811.120745 http://www.ncbi.nlm.nih.gov/pubmed/23251952

Maggi RG, Mozayeni BR, Pultorak EL, Hegarty BC, Bradley JM, Correa M, et al. (2012) Bartonella spp. bacteremia and rheumatic symptoms in patients from Lyme disease–endemic region. Emerg Infect Dis. 18, 783–91. http://dx.doi.org/10.3201/eid1805.111366

Van der Heyden TR, Yong SL, Breitschwerdt EB, Maggi RG, Mihalik AR et al. (2012) Granulomatous hepatitis due to Bartonella henselae infection in an immunocompetent patient. BMC Infectious Diseases, 12, 17

Beerlage C, Varanat M, Linder K, Maggi RG, Colley J et al. (2012) Bartonella vinsonii subsp. Berkhofffii and Bartonella henselae as potential causes of proliferative vas-cular disease in animals. Medical Microbiology and Immu-nology, 201, 319-326.

Maritsi DN, Zarganis D, Metaxa Z et al. (2013) Bartonella henselae infection: An uncommon Mimiker of Autoimmune Disease. Hindavi Publishing Corporation. Case Reports in Pediatrics Volume 2013 (2013), Article ID 726826. http://dx.doi.org/10.1155/2013/726826

Berghoff W, (2013) Bartonellose. http://www.praxis-berghoff.de/dokumente/Literaturuebersicht_Bartonellose.pdf

Breitschwerdt Ed (2013) Bartonellosis: Diagnosing a stealth pathogen. Diseases, Conditions, Syndromes. http://m.medicalxpress.com/news/2013-04-bartonellosis-stealth-pathogen.html

Breitschwerdt EB, Linder KL, Day MJ, Maggi RG, Chomel BB, Kempf VAJ (2013) Koch's Postulates and the Pathogenesis of Comparative Infectious Disease Causation Associated with Bartonella species. Journal of Comparative Pathology 148(2–3), 115–125 www.sciencedirect.com http://www.sciencedirect.com/science/article/pii/S0021997512004367

Maggi RG, Ericson M, Mascarelli PE, Bradley JM, Breitschwerdt EB. (2013) Bartonella henselae bacteremia in a mother and son potentially associated with tick exposure. Parasit Vectors. 6,101. doi:10.1186/1756-3305-6-101. http://www.ncbi.nlm.nih.gov/pubmed/23587194

Mascarelli PE, Maggi RG, Hopkins S, Mozayeni BR, Trull CL, Bradley JM, Hegarty BC, Breitschwerdt EB. (2013) Bartonella henselae infection in a family experiencing neurological and neurocognitive abnormalities after woodlouse hunter spider bites. Parasit Vectors. 6, 98. doi: 10.1186/1756-3305-6-98. http://www.ncbi.nlm.nih.gov/pubmed/23587343

Breitschwerdt EB (2013) Educational Programs: Seminars and Webinars. Bartonellosis: a cause of vascular inflammation and chronic disease in humans and their pets. http://c4tm.org/center/edu/

Angelakis B, Raoult D (2014) Pathogenicity and treatment of Bartonella infections. International Journal of Antimicrobial Agents. http://www.sciencedirect.com/science/article/pii/S0924857914001186

Lantos PM, Maggi RG, Ferguson B, Varkey J, Park LP, Breitschwerdt EB, Woods CW (2014) Detection of Bartonella Species in the Blood of Veterinarians and Veterinary Technicians: A Newly Recognized Occupational Hazard? Vector-Borne and Zoonotic Diseases. 14(8), 563-570 http://www.ncbi.nlm.nih.gov/pubmed/25072986

Rickettsien

Parola Philippe et al: "Update on Tick-Borne Rickettsioses around the World: a Geographic Approach", Clinical Microbiology Reviews, October 2013, Volume 26, Number 4, p. 657-702; http://cmr.asm.org

Apicomplexa z.B.: Babesien, Plasmodia; Toxoplasma, Cryptospora, Isospora, Coccidia, "Sporentierchen, Sporozoen"

[39] Wormser Gary P et. al.:"Neutropenia in Congenital and Adult Babesiosis", Am J Clin Pathol 2015; 144: 94-96, doi: 10.1309/AJCPHH4HBVHZFS

Jia-Fu Jiang et.al. "Babesiosis in China, an emerging threat", Lancet Infect Dis., Dez 2014, http//dx.doi.org/10.1016/S1473-3099(19)71062-X

Vannier Edouard, Ph.D., and Krause Peter J., M.D.: "Human Babesiosis", The New England Journal of Medicine 366;25; June 21,2012; 2397-407

Xiao, L. and Feng, Y. (2008) Zoonotic cryptosporidiosis. FEMS Immunology & Medical Microbiology 52, 309-323.

Jirku M, Valigurová A, Koudela B (2008) New species of Cryptosporidium Tyzzer, 1907 (Apicomplexa) from Amphibian host: morphology, biology and phylogeny FOLIA PARASITOLOGICA 55, 81–94 http://www.paru.cas.cz/docs/documents/40-55-2-Jirku-81.pdf

Moore RB, Obornik M, Janouskovec J et al. (2008). A photosynthetic alveolate closely related to apicomplexan parasites. Nature 451: 959-96

Ortega YR, Sanchez R (2010) Cyclospora cayetanensis, a food-borne and waterborne parasite. Clin. Microbiol. Rev. 23:218-234.

de Souza W (2010) Structures and Organelles in Pathogenic Protists. Springer, Berlin 1st Edition.

Braman M (2011) Protozoal Infection -- The Next Big Discovery? A New Protozoa Appears Linked To Mystery Diseases. http://www.iadvocatehealth.org/protozoal_infection0.aspx

Wieser MF (2012) http://www.tulane.edu/~wiser/protozoology/notes/api.html

Corson A (2012) Protomyxzoa rheumatica. http://protomyxzoa.org/wp-content/uploads/2013/05/Protomyxzoa_rheumatica.pdf

Schaller J (2013) FL1953 Protomyxzoa Rheumatica: An Introduction. A New Protozoa looks like Babesia or immature Malaria but is a fully new Protozoan by DNA, Behavior and CDC. http://www.personalconsult.com/posts/FL1953.html

Flegr J. (2013) How and why Toxoplasma makes us crazy. Trends Parasitol. pii: S1471-4922 (13)00020-2. doi: 10.1016/j.pt.2013.01.007. http://www.ncbi.nlm.nih.gov/pubmed/23433494

Kishore SP, Stiller JW, Deitsch KW (2013) Horizontal gene transfer of epigenetic machinery and evolution of parasitism in the malaria parasite Plasmodium falciparum and other apicomplexans. BMC Evol Biol 13(1), 37

Mendes TAO, Lobo FP, Rodrigues TS (2013) Repeat-enriched proteins are related to host cell invasion and immune evasion in parasitic protozoa. Mol Biol Evol doi: 10.1093/molbev/mst001 http://mbe.oxfordjournals.org/content/early/2013/01/08/molbev.mst001

Gajewski PD, Falkenstein M, Hengstler JG, Golka K (2013) Toxoplasma gondii impairs memory in infected seniors. Brain Behav Immun. pii: S0889-1591(13)00578-3. doi: 10.1016/j.bbi.2013.11.019. http://www.ncbi.nlm.nih.gov/pubmed/24321215?dopt=Abstract#

Muniz-Feliciano L, Van Grol J, Portillo J-AC et al. (2013) Toxoplasma gondii-Induced Activation of EGFR Prevents Autophagy Protein-Mediated Killing of the Parasite. Research Article. PLOS Pathogens. DOI: 10.1371/journal.ppat.100380
http://www.plospathogens.org/article/info:doi/10.1371/journal.ppat.1003809
EGFR = Epidermal Growth Factor Receptor http://de.wikipedia.org/wiki/EGF-Rezeptor

Anaplasma phagocytophilum, Ehrlichia species

[59] Baumgarten BU, Röllinghoff M, Bogdan Chr (2000) Ehrlichien. Durch Zecken übertragbare Erreger, Dt Ärztebl 2000; 97: A 2462–2463 [Heft 38]

Stricker RB, Maloney EL. (2008) Acute infection with human monocytic ehrlichiosis: the tip of the iceberg? South Med J 101, 214-5.

Wójcik-Fatla A, Szyman´ska J, Wdowiak L et al. (2009) Coincidence of three pathogens (Borrelia burgdorferi sensu lato, Anaplasma phagocytophilum and Babesia microti) in Ixodes ricinus ticks in the Lublin macroregion. Annals of Agricultural and Environmental Medicine Vol. 16 No. 1 pp. 151-158 http://www.aaem.pl/pdf/16151.pdf

Fehr SJ, Bloemberg GV, Ritter C et al. (2010) Septicemia Caused by Tick-borne Bacterial Pathogen Candidatus Neoehrlichia micurensis. Emerging Infectious Diseasses Vol 16(7), 1127-1129

Niu H, Kozjak-Pavlovic V, Rudel T, Rikihisa Y (2010) Anaplasma phagocytophilum Ats-1 Is Imported into Host Cell Mitochondria and Interferes with Apoptosis Induction. PLoS Pathog 6(2), e1000774. doi:10.1371/journal.ppat.1000774

Dumler JS (2011) The biological basis of severe outcomes in Anaplasma phagocytophilum. Infection Article first published online: 19 DEC 2011 DOI: 10.1111/j.1574-695X.2011.00909.x http://onlinelibrary.wiley.com/doi/10.1111/j.1574-695X.2011.00909.x/abstract

Weil AA, Baron EL, Brown CM et al. (2012) Clinical Findings and Diagnosis in Human Granulocytic Anaplasmosis: A Case Series From Massachusetts Mayo Clin Proc. 87(3), 233-239 doi:10.1016/j.mayocp.2011.09.008 www.mayoclinicproceedings.org

Annen K, Friedman K, Eshoa C et al. (2012) Two Cases of Transfusion-Transmitted Anaplasma phagocytophilum. Am J Clin Pathol 137, 562-565

Stuen S, Granquist EG, Silaghi C. (2013) Anaplasma phagocytophilum—a widespread multi-host pathogen with highly adaptive strategies. Front Cell Infect Microbiol. 3, 31.

Truchan HK, Seidman D, Carlyon JA (2013) Breaking In and Grabbing A Meal: Anaplasma phagocytophilum Cellular Invasion, Nutrient Acquisition, and Promising Tools for Their Study. Microbes and Infection. Available online
http://www.sciencedirect.com/science/article/pii/S1286457913002104

Berger SA (2014) Infectious Diseases of Germany, 565 pages, 148 graphs, 3,318 references. Gideon e-books. http://www.gideononline.com/ebooks/country/infectious-diseases-of-germany/

Berger SA (2014) Anaplasmosis: Global Status, 2014. 33 pages, 545 references. Gideon e-books. http://www.gideononline.com/ebooks/disease/anaplasmosis-global-status/

Baráková I, Derdáková M, Carpi G, Rosso F, Collini M, Tagliapietra V, et al. (2014) Genetic and ecologic variability among strains of Anaplasma phagocytophilum, northern Italy [letter]. Emerg Infect Dis. http://dx.doi.org/10.3201/eid2006.131023 DOI: 10.3201/eid2006.131023 http://wwwnc.cdc.gov/eid/article/20/6/13-1023_article.htm

Sinclair SH, Rennoll-Bankert KE, Dumler JS (2014) Effector bottleneck: microbial reprogramming of parasitized host cell transcription by epigenetic remodeling of chromatin structure. Front. Genet, doi: 10.3389/fgene.2014.00274 http://journal.frontiersin.org/Journal/10.3389/fgene.2014.00274/full

Allen MB, Pritt BS, Sloan LM (2014) First reported case of Ehrlichia ewingii involving human bone marrow. J Clin Microbiol. pii: JCM.01670-14.

Chlamydia spp., Chlamydophila, CPN

[40] Zeidler H, et al. (2014) New insights into Chlamydia and arthritis. Promise of a cure? Ann Rheum Dis 73, 637–644. doi:10.1136/annrheumdis-2013-204110 http://ard.bmj.com/content/early/2013/12/02/annrheumdis-2013-204110.abstract

Stratton CW, Wheldon DB (2007) Antimicrobial Treatment of Multiple Sclerosis. Infection URBAN & VOGEL

Carter et al. (2009) Chlamydiae as etiologic agents in chronic undifferentiated spondylarthritis. Arthritis & Rheumatism, 60 (5), 1311 DOI: 10.1002/art.24431

[41] Rihl M, Kuipers JG et.al. Combination Antibiotics for Chlamydia-Induced Arthritis: Breakthrough to a Cure?, Arthritis & Rheumatism, Vol. 62, No. 5, May 2010, pp 1203-1207, American College of Rheumatology

[42] Carter JD, Espinoza LR, Inman RD et al. (2010) Combination Antibiotics as a Treatment for Chronic Chlamydia-Induced Reactive Arthritis A Double-Blind, Placebo-Controlled, Prospective Trial. ARTHRITIS & RHEUMATISM 62(5), 1298–1307. DOI 10.1002/art.27394, American College of Rheumatology

Contini C, Seraceni S, Cultrera R et al. (2010) Chlamydophila pneumoniae Infection and Its Role in Neurological Disorders. Interdisciplinary Perspectives on Infectious Diseases Volume 2010, Article ID 273573, 18 pages doi:10.1155/2010/273573

Haider M, Rizvi M, Malik A et al. (2011) Acute and chronic Chlamydia pneumoniae infection and inflammatory markers in coronary artery disease patients. J Infect Dev Ctries 5(8), 580-6

Kēniņa V, Auce P, Millers A (2011) The relationship between seropositivity against Chlamydia pneumoniae and stroke and its subtypes in a Latvian population. Medicina (Kaunas) 47(12), 657-60.

Hrubá D, Kodat V, Krásný J, et al. (2011) Serological findings of Chlamydial pneumoniae in the Czech Republic--control group of patients examined in the study: Chlamydia pneumoniae in the aetiology of keratoconjunctivitis sicca. Cas Lek Cesk 150(12), 656-9.

Kumar S, Saigal SR, Sethi GR (2011) Detection of IgM and IgG antibodies to Chlamydophila pneumoniae in pediatric community-acquired lower respiratory tract infections. Indian J Pathol Microbiol 54(4), 782-5.

Rai NK, Choudhary R, Bhatia R, Singh MB, Tripathi M, Prasad K, Padma MV. (2011)

Chlamydia pneumoniae seropositivity in adults with acute ischemic stroke: A case-control study. Ann Indian Acad Neurol [serial online] 14, 93-7.
http://www.annalsofian.org/text.asp?2011/14/2/93/82792

Rosenfeld ME, Campbell LA (2011) Pathogens and atherosclerosis: update on the potential contribution of multiple infectious organisms to the pathogenesis of atherosclerosis. Thromb Haemost 106(5), 858-67.

Baud D, Greub G (2011) Intracellular bacteria and adverse pregnancy outcomes. Clin Microbiol Infect 17(9), 1312-22.

Davutoğlu V, Ercan S, Oylumlu M (2011) Microorganisms and valve tissue/ demonstration of Chlamydophila pneumoniae, Mycoplasma pneumoniae, Cytomegalovirus, and Epstein-Barr virus in atherosclerotic coronary arteries, nonrheumatic calcific aortic and rheumatic stenotic mitral valves by polymerase chain reaction. Anadolu Kardiyol Derg 11(6), 564; author reply 564-5.

Berghoff W. (2011) Pathophysiologische Hypothese Chlamydophila pneumoniae / Multiple Sklerose (sogenanntes Wheldon-Protokoll)
http://www.praxis-berghoff.de/dokumente/pathophysiologische_hypothese_chlamydofila_pneumoniae_ms.pdf

Deniset JF, Hedley TE, Dibrov E, et al. (2012) Chlamydophila pneumoniae infection induces alterations in vascular contractile responses. Am J Pathol 180(3), 1264-72.

Luque A, Turu MM, Rovira N, et al. (2012) Early atherosclerotic plaques show evidence of infection by Chlamydia pneum. Front Biosci (Elite Ed). 4, 2423-32.

Padmavati S, Gupta U, Agarwal HK (2012) Chronic infections & coronary artery disease with special reference to Chalmydia pneumoniae. Indian J Med Res 228-32.

Khandhadia S, Foster S, Cree A, et al. (2012) Chlamydia infection status, genotype, and age-related macular degeneration. Mol Vis 29-37.

Benagiano M, Munari F, Ciervo A, et al. (2012) Chlamydophila pneumoniae phospholipase D (CpPLD) drives Th17 inflammation in human atherosclerosis. Proc Natl Acad Sci U S A 109(4), 1222-7.

Romano JD, de Beaumont C, Carrasco JA, Ehrenman K, Bavoil PM, Coppens I. (2012) Fierce competition between Toxoplasma and Chlamydia for host cell structures in dually infected cells. Eukaryot Cell. http://www.ncbi.nlm.nih.gov/pubmed/23243063

Chumduri C, Gurumurthy RK, Zadora PK et al. (2013) Chlamydia infection promotes host DNA damage and proliferation but impairs the DNA damage response. Cell Host & Microbe http://www.cell.com/cell-host-microbe/abstract/S1931-3128%2813%2900193-5

Pitt RA, Alexander S, Horner PJ, Ison CA (2013) Presentation of clinically suspected persistent chlamydial infection: a case series. Int J STD AIDS. 24(6), 469-75. doi: 10.1177/0956462412472815. http://www.ncbi.nlm.nih.gov/pubmed/23970750

Croxatto A, Rieille N, KernifT et al. (2014) Presence of Chlamydiales DNA in ticks and fleas suggests that ticks are carriers of Chlamydiae. Ticks and Tick-borne Diseases.
http://www.ncbi.nlm.nih.gov/pubmed/24698831

Mykoplasmen spp.

[43] Matsuda K. "A novel therapeutic strategy for mycoplasma infectious diseases", Personalized Medicine Universe (2015), http://dx.doi.org/10.1016/j.pmu.2015.04.005

Nicolson GL, Gan R, Haier J. Multiple co-infections (*Mycoplasma, Chlamydia,* human herpes virus-6) in blood of chronic fatigue syndrome patients: association with signs and symptoms. APMIS 2003;111:557–66.

Nicolson GL, Nasralla MY, Haie J et al. (1999) Mycoplasmal Infections in Chronic Illnesses: Fibromyalgia and Chronic Fatigue Syndromes, Gulf War Illness, HIV-AIDS and Rheumatoid Arthritis. Medical Sentinel,4,172-176.

Taylor-Robinson D (2007) The role of mycoplasmas in pregnancy outcome. Best Pract Res Clin Obstet Gynaecol 21(3), 425-38.

Liu FC, Chen PY, Huang FLet al. (2008) Do Serological Tests Provide Adequate Rapid Diagnosis of Mycoplasma pneumoniae Infection? Jpn J Infect Dis. 61(5), 397-9

Schalock P, Dinulos G. (2009) Mycoplasma pneumoniae-induced cutaneous disease. Int. J. Derm. 48, 673-81

Rakovskaia IV, Barkhatova OI, Gamova NA, et al. (2011) The atypical forms of mycoplasmas persisting in the organism of mycoplasma's infected persons. Klin Lab Diagn (12), 35-8.

Vuorinen S, Tuuminen T (2011) Mycoplasma hominis may cause soft tissue infections. Duodecim 127(24), 2661-5.

Haggerty CL, Taylor BD (2011) Mycoplasma genitalium: an emerging cause of pelvic inflammatory disease. Infect Dis Obstet Gynecol 959816.

Okumura K, Aizaki K, Tsuru T (2011) Case of acute brainstem and striatal encephalopathy associated with Mycoplasma pneumoniae infection. No To Hattatsu 43(6), 471-5.

Wright SH (2011) Inflammatory arthritis. Adv NPs PAs 2(11), 29-30, 32.

Berghoff W (2011) Literaturübersicht Mycoplasma pneumoniae (Mp) und neurologische Krankheitsmanifestationen (sowie sonstige nicht pulmonale Symptomatik). http://www.praxis-berghoff.de/dokumente/literaturuebersicht_mycoplasma_pneumoniae.pdf

Morozumi M, Ubukata K (2012) Macrolide-resistant Mycoplasma pneumoniae. Nihon Rinsho 70(2), 251-5.

Uldum SA, Amberg P, Jensen JS (2012) Macrolide resistance in Mycoplasma pneumoniae by recurrence and extended illness. Ugeskr Laeger 174(11), 730-1.

Silló P, Pintér D, Ostorházi E, et al. (2012) Eosinophilic Fasciitis associated with Mycoplasma arginini infection. J Clin Microbiol 50(3), 1113-7.

Mahorn C (2013) Mycoplasma pneumoniae infection. DermNet NZ http://www.dermnetnz.org/bacterial/mycoplasma.html

Forsgren S (2009 / 2014) Mycoplasma - Often Overlooked in Chronic Lyme Disease. http://www.jemsekspecialty.com/shownews.php?id=16

Yersinia enterocolitica

Reiss-Zimmermann M, Sorge I, Schille R, et al. (2007) Yersinia enterocolitica-associated generalized microinfarctions of bone and spleen in a child. Pediatr Radiol 37(12), 1294-7.

Krajinović V, Tambić Andrasević A, Barsić B (2007) Tricuspidal valve endocarditis due to Yersinia enterocolitica. Infection 35(3), 203-5.

Pulvirenti D, Aikaterini T, Neri S (2007) Septicemia, hepatic abscess, and encephalitis due to Yersinia enterocolitica. J Clin Gastroenterol 41(3), 333-4.

Lacoste MG, Tamashiro H, Correa SG, et al. (2007) Correlation between Yersinia enterocolitica and type I collagen reactivity in patients with arthropathies. Rheumatol Int 27(7), 613-20.

Mills DM, Meyer DR (2008) Posttraumatic cellulitis and ulcerative conjunctivitis caused by Yersinia enterocolitica O:8. Ophthal Plast Reconstr Surg 24(5), 425-6.

Chol C, Blanc PL, Forel C (2008) Yersinia enterocolitica infection of a prosthetic knee joint. Med Mal Infect 38(7), 403-5.

García-Gil D, Domínguez-Fuentes B, Riquelme-Montáñez P, et al. (2009) Sepsis, psoas abscess and septic arthritis of the hip caused by Yersinia enterocolitica. Enferm Infecc Microbiol Clin 27(5), 305-6.

Yotsu R, Mii S, Hayashi R, et al. (2010) Erythema nodosum associated with Yersinia enterocolitica infection. J Dermatol 37(9), 819-22.

Lamps LW (2010) Infectious causes of appendicitis. Infect Dis Clin North Am 24(4), 995-1018, ix-x.

Huovinen E, Sihvonen LM, Virtanen MJ, et al. (2010) Symptoms and sources of Yersinia enterocolitica-infection: a case-control study. BMC Infect Dis 122.

Ellenrieder M, Zautner AE, Podbielski A, et al. (2010) Spondylodiscitis of the lumbar spine in a non-immunocompromised host caused by Yersinia enterocolitica O:9. Arch Orthop Trauma Surg 130(4), 469-71.

Gordeets AV, Iurusova EN, Smagina AN, et al. (2011) Clinicoimmunological monitoring of therapy in patients with associated forms of yersiniosis. Antibiot Khimioter 56(5-6), 49-53.

Fàbrega A, Vila J (2011) Heterogeneity in the selection of quinolone target gene mutations upon exposure to ciprofloxacin in Yersinia enterocolitica. Int J Antimicrob Agents 38(6), 550-2.

Guinet F, Carniel E, Leclercq A (2011) Transfusion-transmitted Yersinia enterocolitica sepsis. Clin Infect Dis 53(6), 583-91.

Batzilla J, Heesemann J, Rakin A (2011) The pathogenic potential of Yersinia enterocolitica 1A. Int J Med Microbiol 301(7), 556-61.

Raczkowska A, Skorek K, Brzóstkowska M, et al. (2011) Pleiotropic effects of a Yersinia enterocolitica ompR mutation on adherent-invasive abilities and biofilm formation. FEMS

Microbiol Lett 321(1), 43-9.

Zhou D, Yang R (2011) Formation and regulation of Yersinia biofilms. Protein Cell 2011 2(3), 173-9.

Jung JY, Park YS, Baek DH, et al. (2011) The prevalence of Yersinia infection in adult patients with acute right lower quadrant pain. Korean J Gastroenterol 57(1), 14-8.

Luo D, Szaba FM, Kummer LW, et al. (2011) Protective roles for fibrin, tissue factor, plasminogen activator inhibitor-1, and thrombin activatable fibrinolysis inhibitor, but not factor XI, during defense against the gram-negative bacterium Yersinia enterocolitica. J Immunol 187(4), 1866-76.

Raczkowska A, Skorek K, Brzóstkowska M, et al. (2011) Pleiotropic effects of a Yersinia enterocolitica ompR mutation on adherent-invasive abilities and biofilm formation. FEMS Microbiol Lett 321(1), 43-9.

Virusinfektionen (umfangreiche Literaturangaben, weiter unter Weiterführende Literatur zu Punkt 3: Ko-Infektionen, Virusinfektionen)

Weiterführende Literatur zu Punkt 3: Ko-Infektionen

Bartonellen (Rochalimaea) http://www.kabilahsystems.de/bartonellen.pdf

Apicomplexa, z.B. Coccidia; Toxoplasma, Cryptospora, Isospora, Plasmodia, Babesia,

Protomyxzoa rheumatica, "Sporentierchen, Sporozoen"

http://www.kabilahsystems.de/toxoplasmen.pdf

Anaplasma phagocytophilum, Ehrlichia species

http://www.kabilahsystems.de/anaplasmaphagocytophilum.pdf

Chlamydia, Chlamydophila, CPN http://www.kabilahsystems.de/chlamydia_pneumoniae.pdf

Mykoplasmen http://www.kabilahsystems.de/mycoplasma.pdf

Yersinia enterocolitica http://www.kabilahsystems.de/yersiniaenterocolitica.pdf

Virusinfektionen http://www.erlebnishaft.de/immunsubpressvirus.pdf

http://www.erlebnishaft.de/virusbaktimmun.pdf

http://www.erlebnishaft.de/virustriggers.pdf

http://www.kabilahsystems.de/bakteriophagen.pdf

http://www.xerlebnishaft.de/borrel_inflam_lymphom_neopl.pdf

Neuere Literatur zu Punkt 4: Borrelien Direktnachweis

Yoon E, Vail E, Kleinman G, Lento PA, Li S, Wang G, Limberger R, Fallon JT, Lyme disease: A case report of a 17-year old male with fatal Lyme carditis, *Cardiovascular Pathology* (2015), doi: 10.1016/j.carpath.2015.03.003

Eisendle K, Grabner T, Zelger B (2007): Focus Floating Microscopy "Gold Standard" for Cutaneous Borreliosis? Am J Clin Pathol 127, 213-222 213213 DOI:

10.1309/3369XXFPEQUNEP5C213 http://ajcp.ascpjournals.org/content/127/2/213.full.pdf

Huismans BD (2007) Plädoyer für den Erregernachweis bei der chronischen Lyme-Borreliose. Grin Verlag. ISBN 978-3-638-92337-8
http://www.grin.com/de/e-book/86576/plaedoyer-fuer-den-erregernachweis-bei-der-chronischen-lyme-borreliose

Santino I, Berlutti F, Pantanella F, Sessa R, del Piano M. (2008) Detection of Borrelia burgdorferi sensu lato DNA by PCR in serum of patients with clinical symptoms of Lyme borreliosis. FEMS Microbiol Lett 283, 30-5.

[55] Eisendle, K. (2010): Neue Aspekte kutaner Borreliosen Immunhistochemie und Focus Floating Microscopy bei kutaner Borreliose, Vortragszusammenfassung von PD Dr. Dr. Klaus Eisendle / Universität für Dermatologie und Venerologie - Innsbruck, Programm zur Jahresversammlung -Bad Herrenalb 28.-30.S. 11-12, Deutschen Borreliose-Gesellschaft e.V. Bad Herrenalb

Sapi E, Pabbati N, Datar A, Davies EM, Rattelle A, Kuo BA. (2013) Improved Culture Conditions for the Growth and Detection of Borrelia from Human Serum. Int J Med Sci 10(4), 362-376. doi:10.7150/ijms.5698. Available from http://www.medsci.org/v10p0362.htm
MacDonald AB (2013) Borrelia burgdorferi tissue morphologies and imaging methodologies. Eur J Clin Microbiol Infect Dis DOI 10.1007/s10096-013-1853-5

Laane MM, Mysterud I (2013) A simple method for the detection of live Borrelia spirochaetes in human blood using classical microscopy techniques. Biological and Biomedical Reports 3(1), 15-28

Weiterführende Literatur zu Punkt 4: Borrelien Direktnachweis

Kultur, -Histologie, -Videomikroskopie, -PCR, -elektromagnetische (EM) Signale
http://www.erlebnishaft.de/borrelien_direktnachweis.pdf

Neuere Literatur zu Punkt 5: Antikörperbestimmungen

McManus M, Cincotta A:" Effects of Borrelia on host immune system: Possible consequences for diagnostics." Adv Integr Med (2015),
http://dx.doi.org/10.1016/j.aimed.2014.11.002

[44] Brian A. Fallon et al.: "A comparison of Lyme Disease Serologic Test results from 4 Laboratories in patients with persistent symptoms after antibiotic treatment", Clinical Infectious Diseases, 2014:59 (12): 1705-1710

Wilske B, Fingerle V, Schult-Spechtel U (2007) Microbiological and serological diagnosis of Lyme borreliosis. FEMS Immunol Med Micobiol 49, 13-21
http://www.ncbi.nlm.nih.gov/pubmed/17266710

Stricker RB (2009) IDSA hearing presentation: Problems with diagnosis and treatment of Lyme disease. http://www.ilads.org/lyme_disease/media/lyme_video_stricker.html

Durovska J, Bazovska S, Ondrisova M, et al. (2010): Our experience with examination of antibodies against antigens of Borrelia burgdorferi in patients with suspected lyme disease. Bratisl Lek Listy 111(3), 153-5.

Ang CW, Notermans DW, et al. (2010) Large differences between test strategies for the detection of anti-Borrelia antibodies are revealed by comparing eight ELISAs and five

immunoblots. Eur J Clin Microbiol Infect Dis 30(8), 1027-32.
http://www.springerlink.com/content/w64170894v08654g/
http://www.springerlink.com/content/w64170894v08654g/fulltext.pdf

Racine R., McLaughlin M. Jonesa DD. et al. (2011) IgM Production by Bone Marrow
Plasmablasts Contributes to Long-Term Protection against Intracellular Bacterial Infection. J
Immunol 186, 1011-1021 Prepublished online 8
http://www.jimmunol.org/content/186/2/1011
"Our studies identify a cell population that is responsible for the IgM production in the bone marrow,
and they highlight a novel role for IgM in the maintenance of long-term immunity during intracellular
bacterial infection".

Wojciechowska-Koszko I, Mączyńska I, Szych Z, et al. (2011): Serodiagnosis of borreliosis:
indirect immunofluorescence assay, enzyme-linked immunosorbent assay and
immunoblotting. Arch Immunol Ther Exp (Warsz) 59(1), 69-77

Ang CW, Notermans DW, Hommes M, et al. (2011): Large differences between test
strategies for the detection of anti-Borrelia antibodies are revealed by comparing eight
ELISAs and five immunoblots. Eur J Clin Microbiol Infect Dis 30(8), 1027-32
(2012) „Die CDC - Definition gilt nur für epidemiologische Zwecke, nicht aber als alleiniges
Indiz für die klinische Diagnose!". Centers for Disease Control and Prevention.
Recommendations for test performance and interpretation from the Second National
Conference on Serologic Diagnosis of Lyme Disease. MMWR Morb Mortal Wkly Rep 1995;
44, 590–1.
http://wwwn.cdc.gov/NNDSS/script/casedef.aspx?CondYrID=752&DatePub=1/1/2011%2012:00:00%20AM

Berghoff W. (2012) Serologie Lyme - Borreliose Stadium III
http://www.praxis-berghoff.de/dokumente/SerologieLymeBorrelioseStadiumIII.pdf

(2013) "FDA. Guidance for Industry and Food and Drug Administration Staff - Establishing
the Performance Characteristics of In Vitro Diagnostic Devices for the Detection of
Antibodies to Borrelia burgdorferi".
http://www.fda.gov/MedicalDevices/DeviceRegulationandGuidance/GuidanceDocuments/ucm345170.htm

[57] Reiber H (2013) Instand Ringversuch für Neuroborreliose: Liquordiagnostik und
Qualitätskontrolle, CSF und Complexity Studies. Instand e.V.
http://www.xerlebnishaft.de/reiber_neuroborr_liquordiagn_2013.pdf
**Kommentar: Die Laborresultate derselben variieren um den Faktor 8. Es wurden nur Proben
für die akute Neuroborreliose untersucht, zur chronischen Neuroborreliose gibt es dazu
bislang keine Daten.**

Weiterführende Literatur zu Punkt 5: Antikörperbestimmungen

Morell A, Terry WD, Waldman TA (1970) Metabolic properties of IgG sub classes in man. J
clin. Invest. 49, 673-680.

Riesen W (1980) Struktur und biologische Eigenschaften von Immunglobulinen und γ-
Globulin-Präparaten. 1. Struktur und Funktion von Immunglobulinen. Schweiz. med. Wschr.
110, 74-79.

Boger RH, Bode-Boger SM, Frolich JC (1995) Intravenose Immunglobuline Grundlagen,
Auswahlkriterien und Indikationen für ihren prophylaktischen und therapeutischen Einsatz.
Medizinische Klinik 90, 520-526 (Nr. 9), Urban & Vogel, München
http://www.med.uni-magdeburg.de/fme/institute/ikp/publikationen/publikationen1995/med_klinik520.pdf
„Die mittlere biologische Halbwertszeit von Immunglobulin G beträgt 21 Tage".

Serologie der Lyme-Borreliose http://www.xerlebnishaft.de/serollyme.pdf
Borrelien Western Blot Banden http://www.xerlebnishaft.de/west.pdf
Verlauf-Tests, Spät-Borreliose http://www.erlebnishaft.de/kommentserolverllyme.pdf
Borrelien und Immunsystem http://www.erlebnishaft.de/borrelienimmun.pdf

Neuere Literatur zu Punkt 6: zelluläre Testverfahren und Elispot

[45] P. Bacher et al.:" Fungus-specific CD4(+) T cells for rapid identification of invasive pulmonary mold infection (Paywall)", Am J Respir Crit Care Med., doi: 10.1164/rccm.201407-1235LE;2015

[46] Teske Schoffelen, Marjolijn C. Wegdam-Blans, Anne Ammerdorffer, Marjolijn J. H. Pronk, Yvonne E. P. Soethoudt, Mihai G. Netea, Jos W. M. van der Meer, Chantal P. Bleeker-Rovers and Marcel van Deuren: Specific in vitro interferon-gamma and IL-2 production as biomarkers during treatment of chronic Q fever ", Frontiers in Microbiology | Infectious Diseases, February 2015 | Volume 6 | Article 93 | 2

Valentine-Thon E et al (2007) A novel lymphocyte transformation test for Lyme borreliosis. Diagn Microbiol Infect Dis 57, 27-34

Zhang W, Tary-Lehmann M (2008) Objective, User-Independent ELISpot Data Analysis Based an Scientifically Validated Principles. In Validation of Cell-Based Assays in the GLP Setting: A Practical Guide, 1 st ed.; Uma Prabhakar, Marian Kelley, Eds.; John Wiley & Sons, Ltd.: West Sussex, UK, 126-147.

Tary-Lehmann M, Hamm CD, Lehmann PV. (2008) Validating reference samples for comparison in a regulated ELISpot assay. In: Uma Orabhakar and Marian Kelley Eds. Validation of Cell-Based Assays in the GLP Setting: A Practical Guide. 1st Ed. West Sussex, England: John Wiley & Sons. Ltd, 127-146

Zhang W, Caspell R, Karulin AY, Ahmad M, Haicheur N, Abdelsalam A, Johannesen K, Vignard V, Dudzik P, Georgakopoulou K, et al. (2009) ELISpot assays provide reproducible results among different laboratories for T-cell immune monitoring--even in hands of ELISpot-inexperienced investigators. 1 Immunotoxicol. 6, 227-234

CDC (2010) Updated Guidelines for Using Interferon Gamma Release Assays to Detect Mycobacterium tuberculosis Infection --- United States. Recommendations and Reports 59(RR05), 1-25 (ELISpot) http://www.cdc.gov/mmwr/preview/mmwrhtml/rr5905a1.htm?s_cid=rr5905a1_e

CDC (2011) TB Elimination. Interferon-Gamma Release Assays (IGRAs) – Blood Tests for TB Infection http://www.cdc.gov/tb/ http://www.cdc.gov/tb/publications/factsheets/testing/IGRA.pdf

[61] T-Cell-Spot/IGRA has been approved by the FDA in May 2011 for M. tuberculosis; TB EliSpot (TSpot TB) by Oxford Immunotech. www.fda.com PMA (premarket approval) nr. P070006

Nordberg et al. (2012) Can ELISpot be applied to a clinical setting as a diagnostic utility for Neuroborreliosis?, Cells I, 153-167

Kuerten, S., Batoulis, H., Recks, M.S., et al. (2012) Resting of Cryopreserved PBMC Does Not Generally Benefit the Performance of Antigen-Specific T Cell ELISpot Assays. Cells 1(3), 409-427

Skogman BH, Hellberg S, Ekerfeld Ch et al. (2012) Research Article. Adaptive and Innate Immune Responsiveness to Borrelia burgdorferi sensu lato in Exposed Asymptomatic Children and Children with Previous Clinical Lyme Borreliosis. Clinical and Developmental Immunology Volume 2012, Article ID 294587,10 pages. doi:10.1155/2012/294587 http://www.hindawi.com/journals/cdi/2012/294587/

Lehmann PV, Zhang W. (2012) Unique strengths of ELISpot for T cell diagnostics. Methods Mol Biol. 792, 3-23. doi: 10.1007/978-1-61779-325-7_1. http://www.ncbi.nlm.nih.gov/pubmed/21956497

Nordberg M, Forsberg P, Nyman D, Skogman BH, Nyberg C, Ernerudh J, Eliasson I, Ekerfelt C (2012) Can ELISpot be applied to a clinical setting as a diagnostic utility for Neuroborreliosis? Cells 1, 153-167.

Hagen J, Houchins JP, Kalyuzhny AE (2012) Combining ELISpot and ELISA to measure amounts of cytokines secreted by a single cell. In Handbook of ELISpot: Methods and Protocols, Methods in Molecular Biology, 2nd ed.; Kalyuzhny, A., Ed.; Springer Science+Business Media, LLC: New York, NY, USA, 792, 115-122

Lehmann PV, Zhang W (2012) Unique Strengths of ELISpot for T Cell Diagnostics. In Handbook of ELISpot: Methods and Protocols, Methods in Molecular Biology, 2nd ed.; Kalyuzhny, A., Ed. Springer Science+Business Media, LLC: New York, NY, USA, 792, 3-23

Chenggang J, Fall DJ, Roen D, Kellermann G (2012) iSpot LymeTM: A New Generation of Lyme Disease Testing. Neuroscience https://www.neurorelief.com/index.php?p=cms&cid=486&pid=149

Chenggang J, Roen DR, Lehmann PV, Kellermann GH (2013) An Enhanced ELISpot Assay for Sensitive Detection of Antigen-Specific T Cell Responses to Borrelia burgdorferi. Cells 2, 607-620

Goldman E. (2013) New T-Cell Test a "Game-Changer" for Lyme. Holistic Primary Care. 14(3). http://holisticprimarycarenet/topics/topics-h-n/infectious-disease/1512-new-t-cell-test-a-game-changer-for-lyme-.html

Bestard O, Crespo E, Stein M et al. (2013) Cross-Vlidation of IFN-y Elispot Assay for Measuring Alloreactive Memory/Effector T Cell Responses in Renal Transplant Recipients, American J Transplatation XX, 1-11 1880-90. doi: 10.1111/ajt.12285. http://www.ncbi.nlm.nih.gov/pubmed/23763435

Bittel P, Mayor D, Iseli P et al. (2014) IGRA-positive patients and interferon-gamma/interleukin-2 signatures: Can the Fluorospot assay provide further information? Infection, Institute for Infectious Diseases, University of Bern. Infection 42(3), 539-43. doi: 10.1007/s15010-014-0588-2. http://www.ncbi.nlm.nih.gov/pubmed/24477887

Weiterführende Literatur zu Punkt 6: zelluläre Testverfahren und Elispot

ELISpot (Enzyme-Linked ImmunoSpot) und LTT (Lymphozyten-Proliferationstest, Lymphozyten-Transformationstest) bei Borreliose und anderen Infektionskrankheiten http://www.erlebnishaft.de/ltt.pdf

Neuere Literatur zu Punkt 7: CD57-NK-Zellen

Marques A, Brown MR, Fleisher TA (2009) Natural killer cell counts are not different between patients with post-Lyme disease syndrome and controls. Clin Vaccine Immunol 16(8), 1249-50.

Focosi D, Bestagno M, Burrone O, et al. (2010) CD57+ T lymphocytes and functional immune deficiency. J Leukoc Biol 87(1), 107-16. http://www.ncbi.nlm.nih.gov/pubmed/19880576

Janols H, Bredberg A, Thuvesson I et al. (2010) Lymphocyte and monocyte flow cytometry immune-phenotyping as a diagnostic tool in uncharacteristic inflammatory disorders. BMC Infect Dis 205.

Lopez-Vergès S, Milush JM, Pandey S et al. (2010) CD57 defines a functionally distinct population of mature NK cells in the human CD56 dim CD16+ NK-cell subset. Blood 116(19), 3865-74. http://www.ncbi.nlm.nih.gov/pmc/articles/PMC2981540/

Stricker RB, Winger EE (2001) Decreased CD57 lymphocyte subset in patients with chronic Lyme disease. Immunology Letters 76, 43-48

Stricker RB, Winger EE (2002) Normalization of the CD57 natural killer cell subset associates with prolonged antibiotictherapy in patients with chronic Lyme disease, J. Clin. Immunol. 103, 117-18

Stricker RB, Burrascano JJ, Winger EE (2002) Longterm decrease in the CD57 lymphocyte subset in patients with chronic Lyme disease, Ann Agric Envion Med 9, 111-113

Jarefors, S., L. Bennet, E. You, P. Forsberg, C. Ekerfelt, J. Berglund, and J. Ernerudh. (2006) Lyme borreliosis reinfection: might it be explained by a gender difference in immune response? Immunology 118, 224–232.

Stricker RB, Winger EE (2009) Natural killer cells in chronic Lyme disease. Clin Vaccine Immunol 16, 1704

Weiterführende Literatur zu Punkt 7: CD57-NK-Zellen

CD57 natürliche Killerzellen http://www.erlebnishaft.de/cd57.pdf

Neuere Literatur zu Punkt 8: Antibiotika-Therapie

[47] Feng J, Auwaerter PG, Zhang Y (2015): Drug Combinations against *Borrelia burgdorferi* Persisters *In Vitro*: Eradication Achieved by Using Daptomycin, Cefoperazone and Doxycycline.; PLoS ONE 10(3): e0117207. doi:10.1371/journal. pone.0117207

Saviola G et. al.: Clarithromycin in rheumatoid arthritis: the addition to methotrexate and low-dose methylprednisolone induce a significant additive value-a 24 month single-blind pilot studie; Rheumatol Int. 2013 Juli 18

[48] Irnstätter A. et.al. "Chronischer Husten im Kindesalter", Kinder- und Jugendmedizin 05/2013, Schattauer 2013, S 336 ff

[49] Claudi Beatrice et.al. „Variation of Salmonella in Host Tissues Delays Eradication by Antimicrobial Chemotherapy. Cell, published 14. August 2014, doi: 10.1016/j.cell.

2014.06.045

[50] Kouyos RD, Metcalf CJ, Birger R et al. (2014) The path of least resistance: aggressive or moderate treatment? Proc Biol Sci. 281(1794). pii: 20140566
http://rspb.royalsocietypublishing.org/content/281/1794/20140566.full.pdf+html

[54] Hof H, Dörries Rüdiger: " Medizinische Mikrobiologie", 5. Auflage, 2014, Georg Thiema Verlag KG, S. 309 (oben), ISNB 978-3-13-125315-6

[40] Zeidler H, Hudson AP (2014) New insights into Chlamydia and arthritis. Promise of a cure? Ann Rheum Dis 73, 637-644
http://ard.bmj.com/content/early/2013/12/02/annrheumdis-2013-204110
"... 6-month course of combination therapy with rifampicin (300 mg/day) plus doxycycline (200 mg/day), or plus azithromycin (500 mg/day fol-lowed by 5 days of 2–500 mg once/week) is effective in eliminating pathogens, giving improvement of arthritis; patients in this study were shown to be PCR-positive either in blood or joint fluid for C trachomatis or C pneumoniae. A response was observed in 63% versus 22%, and complete remission was observed in 20% versus 0% under active treatment compared with placebo, respectively."

[41] Rihl M, Kuipers JG et.al. "Combination Antibiotics for Chlamydia-Induced Arthritis: Breakthrough to a Cure?", Arthritis & Rheumatism, Vol. 62, No. 5, May 2010, pp 1203-1207, American College of Rheumatology

Füssle R. (2010) Prinzipien der Antibiotikatherapie
http://www.ai-online.info/abstracts/pdf/dacAbstracts/2010/09_Fuessle.pdf

Garin N, Genné D, Carballo S (2014) β-Lactam Monotherapy vs β-Lactam–Macrolide Combination Treatment in Moderately Severe Community-Acquired Pneumonia. JAMA Intern Med. http://archinte.jamanetwork.com/article.aspx?articleid=1910547

Nemeth J, Oesch G, Kuster SP (2014) Bacteriostatic versus bactericidal antibiotics for patients with serious bacterial infections: systematic review and meta-analysis. J Antimicrob Chemother. pii: dku379. http://www.ncbi.nlm.nih.gov/pubmed/25266070

[60] Kersten A., Poitschek S., Aberer E. (1995): Effects of penicillin, ceftriaxone and doxycycline on morphology of Borrelia burgdorferi", Antimicrob Agents Chemother. 39, 1127-1133

Monotherapie, Langzeit – Antibiose (die Literaturliste ist länger)

Fallon BA et al. (2007) A randomized, placebo-controlled trial of repeated IV antibiotic therapy for Lyme encephalopathy. Neurology. 70(13), 992-1003. Epub 2007 Oct 10.
http://www.ncbi.nlm.nih.gov/pubmed/17928580 http://www.lymedisease.org/resources/handouts5.html

Stricker R.B. (2007) Kontrapunkt: Langzeit-Antibiotika-Therapie verbessert die persistierenden, mit Lyme-Borreliose verbundenen Symptome. in Antibiotic Therapy and Lyme Disease 45, 149-157

Stricker, R. B. (2007) Counterpoint: long-term antibiotic therapy improves persistent symptoms associated with lyme disease. In: Clin Infect Dis 45 Nr. 2, 149–157.

Oksi J., Nikoskelainen J., Kiekkanen et al. (2007) Duration of antibiotic treatment in disseminated Lyme borreliosis: a double-blind, randomized, placebo-controlled, multicenter clinical trial. Eur J Clin Microbiol Infect Dis 26, 571-581

Cameron DJ. (2008) An appraisal of "chronic Lyme disease". N Engl J Med 358, 429-30.

Cameron D. (2008) Severity of Lyme disease with persistent symptoms. Insights from a double blind placebo controlled clinical trial. Minerva Med 99, 489-96.
http://www.ncbi.nlm.nih.gov/pubmed/18971914

Huismans BD, Klemann W (2008) Langzeitbehandlung mit Antiinfektiva bei persistierender Borreliose mit Borrelien-DNA-Nachweis durch PCR. Mit Hinweisen auf Antiinfektiva – Kombinationen im Anhang. Grin Verlag ISBN 978-3-640-19384-4
http://www.hausarbeiten.de/faecher/vorschau/117294.html

Klemann W, Huismans BD (2009) Patienten mit Erreger-Direktnachweis bei chronischer Lyme-Borreliose: Klinik, Labordiagnostik, Antibiotika-Therapie und Krankheitsverlauf. Eine retrospektive Studie. Umwelt-medizin-gesellschaft 22 (2) 132-138
http://www.umg-verlag.de/umwelt-medizin-gesellschaft/209_kh_z.pdf

Clarissou J, Song A, Bernede C et al. (2009) Efficacy of a long-term antibiotic treatment in patients with a chronic Tick Associated Poly-organic Syndrome (TAPOS). Med Mal Infect 39(2), 108-15.

Lagier JC, Lepidi H, Raoult D, et al. (2010) Systemic Tropheryma whipplei: clinical presentation of 142 patients with infections diagnosed or confirmed in a reference center. Medicine (Baltimore) 89, 337–45.

Stricker, RB, Green CL, Savely VR, Chamallas SN, Johnson L (2010) Safety of intravenous antibiotic therapy in patients referred for treatment of neurologic Lyme disease. In: Minerva Med 101 Nr. 1, S. 1–7. http://www.ncbi.nlm.nih.gov/pubmed/20228716

Klemann W et al. (2011) Prolonged antibiotic therapy in PCR confirmed persistent Lyme disease Scientific Study, 20 Pages Grin Verlag
http://www.grin.com/en/e-book/166179/prolonged-antibiotic-therapy-in-pcr-confirmed-persistent-lyme-disease

Shor S. (2011) Retrospective analysis of a cohort of internationally case defined chronic fatigue syndrome patients in a lyme epidemic area. Bulletin of the IACFS/ME 18(4), 109-123 http://www.iacfsme.org/BULLETINWINTER2011/Winter2011ShorABSTRACT/tabid/459/Default.aspx

Stricker RB, Delong AK, Green CL, Savely VR, Chamallas SN, Johnson L. (2011) Benefit of intravenous antibiotic therapy in patients referred for treatment of neurologic Lyme disease. Int J Gen Med 4, 639-46. http://www.ncbi.nlm.nih.gov/pubmed/21941449

Macauda MM, Erickson P., Miller J. et al. (2011) Long-Term Lyme Disease Antibiotic Therapy Beliefs Among New England Residents Vector-Borne and Zoonotic Diseases, Vol. 11, No. 7, 857-862.

Stricker RB, Johnson L. (2011) Lyme Disease diagnosis and treatment: lessons from the aids epidemic. Minerva Med. 101, 419-425 http://www.ncbi.nlm.nih.gov/pubmed/21196901

Stricker RB, Johnson L. (2011) Lyme disease: The next decade. Infect Drug Resist 4, 1-9.
http://www.ncbi.nlm.nih.gov/pmc/articles/PMC3108755/

Johnson L, Aylward A, Stricker RB. (2011) Healthcare access and burden of care for patients with Lyme disease: a large United States survey. Health Policy.102(1), 64-71
http://www.ncbi.nlm.nih.gov/pubmed/21676482

Kuhn M, Grave a S, Bransfield R, Harris S. (2012) Long term antibiotic therapy may be an effective treatment for children co-morbid with Lyme disease and Autism Spectrum Disorder. Medical Hypotheses 78(5) 606-15. Epub 2012 Feb 22.
http://www.ncbi.nlm.nih.gov/pubmed/22361005

Fallon BA, Petkova E, Keilp JG, Britton CB. (2012) A reappraisal of the U.S. clinical trials of posttreatment Lyme disease syndrome. Open Neurol J 6(Suppl. 1-M2), 79–87.
http://www.ncbi.nlm.nih.gov/pubmed/23091568

DeLong AK, Blossom B, Maloney E, Phillips SE. (2012) Antibiotic retreatment of Lyme disease in patients with persistent symptoms: A biostatistical review of randomized, placebo-controlled, clinical trials. Contemp Clin Trials epub ahead of print.
http://dx.doi.org/10.1016/j.cct.2012.08.009

Stricker RB, DeLong A, Johnson L. (2012) Correspondence. Outpatient parenteral antibiotic therapy for Lyme borreliosis: a 'real world' view. QJM Advance Access published December 6, 1-2 http://qjmed.oxfordjournals.org/content/early/2012/12/06/qjmed.hcs227.extract

Klempner MS, Baker PJ, Shapiro ED, Marques A, Dattwyler RJ, Halperin JJ, Wormser GP. (2013) Treatment trials for post-lyme disease symptoms revisited. Am J Med. 126(8), 665-9. doi:10.1016/j.amjmed.2013.02.014. Epub 2013 Jun 10.
http://www.ncbi.nlm.nih.gov/pubmed/23764268

Stricker RB, Johnson L. (2013) Borrelia burgdorferi aggrecanase activity: more evidence for persistent infection in Lyme disease. Front Cell Infect Microbiol. 3, 40. doi: 10.3389/fcimb.2013.00040. eCollection 2013. http://www.ncbi.nlm.nih.gov/pubmed/23967405

Stricker RB, Johnson L. (2013) Chronic lyme disease: liberation from lyme denialism. Am J Med. 126(8), e13-4. doi: 10.1016/j.amjmed.2013.01.030.
http://www.ncbi.nlm.nih.gov/pubmed/23885681

Berndtson K. (2013) Review of evidence for immune evasion and persistent infection in Lyme disease. Int J Gen Med. 6, 291-306. doi: 10.2147/IJGM.S44114. Print 2013.
http://www.ncbi.nlm.nih.gov/pubmed/23637552

Jares TM, Mathiason MA, Kowalski TJ. (2014) Functional outcomes in patients with Borrelia burgdorferi reinfection. Ticks Tick Borne Dis. 5(1), 58-62. doi: 10.1016/j.ttbdis.2013.09.002.
http://www.ncbi.nlm.nih.gov/pubmed/24215678

Kombinationstherapie, Langzeit – Antibiose (die Literaturliste ist auch länger)

Donta ST (2007) Lyme disease guidelines--it's time to move forward. Clin Infect Dis 44(8), 1134-5; author reply 1137-9.

Hoeffken G, Lorenz J, Kern W et al. (2009) S3 Leitlinie der Paul-Ehrlich-Gesellschaft für Pneumologie und Beatmungsmedizin, der Deutschen Gesellschaft für Infektiologie und vom Kompetenznetzwerk CAPNETZ. Chemotherapie Journal 18, 189-224

DeLong AK (2012) Study reports flaws in design, analysis, and interpretation of Lyme disease. Medical Research News.
http://www.news-medical.net/news/20120831/Study-reports-flaws-in-design-analysis-and-interpretation-of-Lyme-disease.aspx

Stricker RB, Johnson L (2013) Borrelia burgdorferi aggrecanase activity: more evidence for persistent infection in Lyme disease. Front Cell Infect Microbiol. 3, 40. Published online. doi: 10.3389/fcimb.2013.00040 PMCID: PMC3743303 http://www.ncbi.nlm.nih.gov/pmc/articles/PMC3743303/

Huismans BD, Klemann W (2014) Antibiotika Langzeit-Therapie bei chronischer Lme-Borreliose mit Borrelien DNA-Nachweis durch PCR. Intensivbehandlung, Kombinationsbehandlung, Langzeitbehandlung. [Bestseller] Bachelor Master publishing. http://www.diplomica-verlag.de/gesundheitswissenschaften_94/antibiotika-langzeit-therapie-bei-chronischer-lyme-borreliose-mit-borrelien-dna-nachweis-durch-pcr-intensivbehandlung-kombinationsbehandlung-langzeitbehandlung_159733.htm

Huismans BD, Klemann W, Heyl S (2014) Prolonged antibiotic therapy in PCR confirmed persistent Lyme disease. Anchor Academic Publishing. http://www.amazon.de/Prolonged-antibiotic-therapy-confirmed-persistent/dp/3954892413

Klemann W, Huismans BD (2014) Etude rétrospective sur la maladie de Lyme (French Edition) Paperback GRIN Verlag GmbH. ISBN-10: 3656732833 ISBN-13: 978-3656732839 http://www.hausarbeiten.de/faecher/vorschau/279155.html

Therapie Komplikationen

Stricker RB, Green CL, Savely VR, Chamallas SN, Johnson L (2010) Safety of intravenous antibiotic therapy in patients referred for treatment of neurologic Lyme disease. In: Minerva Med 101(1), 1–7. http://www.ncbi.nlm.nih.gov/pubmed/20228716

Holzbauer S, Kemperman M, Lynfield R (2010) Death due to community-associated Chlostridium difficile in a woman receiving prolonged antibiotic therapy for suspected Lyme disease. CID 51, 369-70 http://www.ncbi.nlm.nih.gov/pubmed/20597684

Jolivet-Gougeon A, Kovacs B, Le Gall-David S, (2011) Bacterial hypermutation: clinical implications. Journal of Medical Microbiology 60, 563–573 http://jmm.sgmjournals.org/content/60/5/563.abstract http://www.ncbi.nlm.nih.gov/pubmed/21349992 [methyl-directed mismatch repair (MMR) system]

White B, Seaton RA, Evans TJ (2012) Management of suspected Lyme borreliosis: experience from an outpatient parenteral antibiotic therapy service. QJM Advance Access. 1-6 http://www.ncbi.nlm.nih.gov/pubmed/23070203 [Ceftriaxon 21-23 Tage, maximal 43 Tage, Venenkatheter, 40% Nebenwirkungen]

Rashid MU, Lozano HM, Weintraub A, Nord CE. (2013) In vitro activity of cadazolid against Clostridium difficile strains isolated from primary and recurrent infections in Stockholm, Sweden. Anaerobe. pii: S1075-9964(13)00023-1. doi: 10.1016/j.anaerobe.2013.02.003. http://www.ncbi.nlm.nih.gov/pubmed/23454525

Pena-Miller R, Laehnemann D, Jansen G, Fuentes-Hernandez A, Rosenstiel P, Schulenburg H, Beardmore R (2013) Research Article: When the Most Potent Combination of Antibiotics Selects for the Greatest Bacterial Load: The Smile-Frown Transition. PLOS Biology 11(4), e1001540, 1-13 [in vitro] http://www.plosbiology.org/article/info%3Adoi%2F10.1371%2Fjournal.pbio.1001540?utm_source=feedburner&utm_medium=feed&utm_campaign=Feed%3A+plosbiology%2FNewArticles+%28Ambra+-+Biology+New+Articles%29

Kalghatgi S et al. (2013) Bactericidal antibiotics induce mitochondrial dysfunction and oxidative damage in mammalian cells. Science Translational Medicine, 5, 192ra85 http://stm.sciencemag.org/content/5/192/192ra85.short

Berghoff W (2014) Literaturübersicht Antibiotische Behandlung Lyme-Borreliose Stadium III

http://www.praxis-berghoff.de/dokumente/berghoff150714/Kapitel_23-
d_Literaturuebersicht_Antibiotische_Behandlung_LB_III.pdf

Therapie Verlaufs – Muster

[56] Hassler D. (2006) Phasengerechte Therapie der Lyme-Borreliose. Chemother J 15,
106-11.
http://www.dieterhassler.de/fileadmin/PDF/CTJ806.pdf
**„Je nach Region zeigen Seroprävalenzstudien, dass bis zu 20 % der" [gesunden] „Probanden Antikörper
gegen Borrelia burgdorferi sensu lato aufweisen. Diese hohe Rate von Seropositiven hat die Annahme
begründet, dass der Nachweis von Immunglobulin-G-Antikörpern (IgG-Antikörpern) in vielen Fällen
lediglich auf eine früher durchgemachte Infektion zu interpretieren wäre. Diese Ansicht wird noch heute
vielfach publiziert. In einer Langzeituntersuchung des genannten Kollektivs konnten wir dann aber
zeigen, dass alle seropositiven Probanden irgendwann auch klinisch symptomatisch werden. Die
maximale Latenzzeit bis zum Auftreten von Krankheitssymptomen betrug acht Jahre. Daher kann heute
als geklärt gelten, dass die Lyme-Borreliose eine primär chronisch verlaufende Infektionskrankheit ist,
bei der es in Analogie zur Syphilis keine Spontanheilung gibt. Die These eines „Durchseuchungstiters"
im Sinne einer durchgemachten, spontan überstandenen Infektion konnte nie belegt werden und sollte
heute obsolet sein."**

Lyme disease.org http://www.lymedisease.org/resources/handouts5.html
Relapses and Failure Rates Using Short Term Approaches
http://www.lymedisease.org/resources/Relapses%20and%20Failure%20Rates.pdf
**"This listing of peer-reviewed, published articles illustrates the high failure rates, ranging from 26% to
50%, using short term antibiotic approaches."**

Berghoff W (2014) LNB Verlaufsbeobachtungen nach antibiotischer Behandlung.
Literaturübersicht. http://www.praxis-berghoff.de/dokumente/berghoff150714/Kapitel_23-
e_LNB_Verlaufsbeobachtungen_nach_antibiotischer_Behandlung_Literaturuebersicht.pdf

Herxheimer Reaktion

Prandota J (2009) The importance of toxoplasma gondii infection in diseases presenting
with headaches. Headaches and aseptic meningitis may be manifestations of the Jarisch-
Herxheimer reaction. Int J Neurosci 119(12), 2144-82.

Cheung CM, Chee SP (2009) Jarisch-Herxheimer reaction: paradoxical worsening of
tuberculosis chorioretinitis following initiation of antituberculous therapy. Eye (Lond) 23(6),
1472-3.

Rac MW, Greer LG, Wendel GD (2010) Jarisch-Herxheimer reaction triggered by group B
streptococcus intrapartum antibiotic prophylaxis. Obstet Gynecol 552-6.

Liu QJ, Liu GQ, Wang SY (2011) A Jarisch-Herxheimer reaction misdiagnosed as
pneumonia after an operation for laryngeal papillary lymphoma. Zhonghua Er Bi Yan Hou
Tou Jing Wai Ke Za Zhi 46(4), 341-2.

Kobayashi J, Nakagawa Y, Tobisawa S, et al. (2011) Deterioration of MRI findings related to
Jarisch-Herxheimer reaction in a patient with neurosyphilis. J Neurol 258(4), 699-701.

Hashimoto T, Akata S, Park J, et al. (2012) High-resolution computed tomography findings
in a case of severe leptospira infection (Weil disease) complicated with Jarisch-Herxheimer
reaction. J Thorac Imaging 27(1), W24-6.

Belum GR, Belum VR, Arudra SKC, Reddy BSN (2013) The Jarisch–Herxheimer reaction:

Revisited. Travel Medicine and Infectious Disease.
http://www.travelmedicinejournal.com/article/S1477-8939%2813%2900051-3/abstract

Parthasarathy G, Fevrier HB, Philipp MT. (2013) Non-viable Borrelia burgdorferi induce inflammatory mediators and apoptosis in human oligodendrocytes. Neurosci Lett. Pii, S0304-3940(13)00936-1. doi:10.1016/j.neulet.2013.10.032.
http://www.ncbi.nlm.nih.gov/pubmed/24157855

Kadam P, Gregory NA, Zelger B, Carlson JA (2014) Delayed Onset of the Jarisch–Herxheimer Reaction in Doxycycline-Treated Disease: A Case Report and Review of its Histopathology and Implications for Pathogenesis. Am J Dermatopathol 0, 1–7
http://www.ncbi.nlm.nih.gov/pubmed/25033009

Weiterführende Literatur zu Punkt 8: Antibiotika-Therapie

Kontraindikationen bei Langzeit-Antibiose http://www.kabilahsystems.de/gegen.pdf

Krankheitserreger und krankheitsspezifische Antibiotika

http://www.kabilahsystems.de/antibiosetherapieplan.pdf

Krankheitserreger und krankheitserregerspezifische Antimikrobiotika

http://www.xerlebnishaft.de/antibiosetherapie.pdf

Langzeit – Antibiosen http://www.kabilahsystems.de/antibiotika_langzeit.pdf

Herxheimer Reaktion http://kabilahsystems.de/herxh.pdf

Kontrolluntersuchungen vor und während einer Kombinations – Langzeit – Antibiose bei

Lyme – Borreliose und / oder Ko – Infektionen

http://www.kabilahsystems.de/kommentkontrollunters.pdf

Die chronische Lyme-Borreliose http://www.xerlebnishaft.de/chronisch.pdf

http://www.xerlebnishaft.de/chronisch_eng.pdf

Literatur zu Punkt 9: Begleit-Therapien bei Langzeit-Antibiosen

Pflanzliche Antimikrobiotika http://www.kabilahsystems.de/pflanzlicheantimikrobiotika.pdf

Phytotherapie http://www.xerlebnishaft.de/phytotherapie.pdf

Mitochondrien und Nitrostress http://www.xerlebnishaft.de/mitochondrien.pdf

Probiotika http://www.kabilahsystems.de/probiotika.pdf

Fettsäuren http://www.kabilahsystems.de/ungesaettfetts.pdf

Polyphenole http://www.kabilahsystems.de/polyphenole.pdf

Vitamine http://www.xerlebnishaft.de/vitamine.pdf

Q10 und Carnitin http://www.kabilahsystems.de/q10_und_l.pdf

Mitochindriopathie http://www.xerlebnishaft.de/mitochondrien.pdf

Anti-Zytokine, Antichemokine http://www.kabilahsystems.de/antizyt-chem.pdf

Immunsupportiva http://www.erlebnishaft.de/borrelienimmun.pdf

Immunstimulantien http://www.kabilahsystems.de/immunsti.pdf

Immunsuppression http://www.xerlebnishaft.de/immunsubpression.pdf

Elektrolyte, Spurenelemente, pH-Wert http://www.xerlebnishaft.de/elektro_spur_ph.pdf

http://www.kabilahsystems.de/ph.pdf

Entgiftung http://www.kabilahsystems.de/entgiftung.pdf

Biogene Amine und Peptide http://www.erlebnishaft.de/l-arginin.pdf

http://www.kabilahsystems.de/biogeneamineundpeptide.pdf

Schmerztherapeutika http://www.kabilahsystems.de/schmerz.pdf

Antikoagulation http://www.kabilahsystems.de/hyperkoagulation.pdf

Phenothiazine http://www.xerlebnishaft.de/phenothiazine.pdf

Literatur zu Punkt 10: Erythema migrans

Erythema migrans, Lymphom, Neoplasma
http://www.xerlebnishaft.de/borrel_inflam_lymphom_neopl.pdf

Neuere Literatur zu Punkt 11: Biofilme, pleomorphe Formen, Persister Formen

Meriläinen Leena et.al. "Morphological and biochemical features of Borrelia burgdorferi pleomorphic forms", Microbiology, Jan 2015, doi:10.1099/mic.0.000027

Uroz S, Dessaux Y, Oger P. (2009) Quorum sensing and quorum quenching: the yin and yang of bacterial communication. Chembiochem A European Journal Of Chemical Biology

Palmer GH, Bankhead T, Lukehart SA (2009) 'Nothing is permanent but change'- antigenic variation in persistent bacterial pathogens. Cell Microbiol. 11(12), 1697-705. Epub 2009 Aug 25. http://www.ncbi.nlm.nih.gov/pubmed/19709057

Luecke DF et al. (2009) Novel Fugitive Strategy for Borrelia burgdorferi: Biofilm http://www.lymeneteurope.org/forum/viewtopic.php?f=5&t=2776

[51] Mc Donald A., Sapi E (06/2008) „Biofilms of Borrelia burgdorferi in chronic cutaneous borreliosis". American Journal of Clinical Pathology, AJCP-2008-01-0002; Die Bilder wurden auch in Vorträgen präsentiert.

[52] Eisendle K et al. AJCP 2007,127:213-222 Acrodermatitis Chronica Atrophicans Immunohistochemistry, Focus Floating Microscopy, "Granular forms of B.b. in a colony and medusa-like colonies"; Die Bilder wurden auch in Vorträgen gezeigt.

[53] Eisendle K et al, " Morphea" a manifestation of infection with Borrelia species, British J Dermatology 2007

Concurrent Neocortical Borreliosis and Alzheimer's Disease: Demonstration of a Spirochetal Cyst Form (.pdf) Annals of the New York Academy of Sciences, Volume 539, Lyme Disease and Related Disorders pages 468–470, August 1988.

Xiaoxue W., Younghoon K., Hong SH. (2011) Antitoxin MqsA helps mediate the bacterial

general stress response. nature chemical biology 1-8. DOI: 10.1038/NCHEMBIO.560
http://www.nature.com/nchembio/journal/v7/n6/full/nchembio.560.html

Wieser A, Schubert S (2011) Intra- und extrazelluläre Biofilme uropathogener E. coli Bedeutung für die Pathogenese des Harnwegsinfekts . Chemotherapie Journal. 12

Rollefson JB, Levar CE, Bond DR (2011) Identification of an Extracellular Polysaccharide Network Essential for Cytochrome Anchoring and Biofilm Formation in Geobacter sulfurreducens J. Bacteriol. 193:1023-1033 http://jb.asm.org/content/191/13/4207.full

Mehvish Saleem, Betty Daniel (2011) Role of Biofilms in the progression of Urinary tract Infections in patients with Diabetes Mellitus. Int. J. Emerg. Sci., 1(2), 133-142, ISSN: 2222-4254

Choisy C (2011) Biofilms and public health. Bull Acad Natl Med 195(4-5), 1105-18; discussion 1118-20.

Nealson KH, Finkel SE (2011) Electron flow and biofilms. MRS Bulletin, 36, 380-84

Nadell CD, Bassler BL (2011) A fitness trade-off between local competition and dispersal in Vibrio cholerae biofilms. Proc Natl Acad Sci U S A, 108, 14181-5.

Sapi E, Kaur N, Anyanwu S et al. (2011) Evaluation of in-vitro antibiotic susceptibility of different morphologic forms of Borrelia burgdorferi Infect Drug Resist. 4:97-113.

Stricker RB, Johnson L (2011) Lyme disease: the next decade. Infection and Drug Resistance 4 1–9 http://www.lymeneteurope.org/info/notes-and-observations-on-cell-wall-deficient-forms

Bien-Aim H et al. (2011) Expression Profile of Quorum Sensing Biomarkers during Biofilm Development in Borrelia burgdorferi. http://www.lymeneteurope.org/forum/viewtopic.php?f=5&t=3468

Goeser F (2012) Wie körpereigene Keime als „Superorgan" agieren. Dt. Ärzteblatt 109, 25

MacDonald AB. (2012) Structural Analysis of Biofilms of Borrelia Burgdorferi. https://dl.dropbox.com/u/47501788/Biofilms%20of%20Borrelia%20Teaching%20Article%20%282%29.pdf

Sapi E, Bastian SL, Mpoy CM et al. (2012) Characterization of Biofilm Formation by Borrelia burgdorferi in Vitro. PLOS ONE 7(10), e48277
http://xa.yimg.com/kq/groups/20271879/11...ofilms.pdf
http://www.plosone.org/article/info%3Adoi%2F10.1371%2Fjournal.pone.0048277

Alavi MR, Stojadinovic A, Izadjoo MJ (2012) An overview of biofilm and its detection in clinical samples. J Wound Care 21(8), 376-83.

Zoubos AB, Galanakos SP, Soucacos PN (2012) Orthopedics and biofilm--what do we know? A review. Med Sci Monit 18(6), RA89-96.
Bjarnsholt T, Høiby N, Donelli G et al. (2012) Understanding biofilms--are we there yet? FEMS Immunol Med Microbiol 65(2), 125-6.

Hartmann A, Schikora A (2012) Quorum Sensing of Bacteria and Trans-Kingdom Interactions of NAcyl Homoserine Lactones with Eukaryotes. J Chem Ecol.

Rumbaugh KP, Trivedi U, Watters C, et al. (2012) Kin selection, quorum sensing and virulence in pathogenic bacteria. Proc Biol Sci.

Darch SE, West SA, Winzer K, et al. (2012) Density-dependent fitness benefits in quorum-sensing bacterial populations. Proc Natl Acad Sci U S A 109(21):8259-63.

Jiménez Amador H, Casan Clarà P (2012) Bacterial communication and human communication: What can we learn from quorum sensing? Arch Bronconeumol.

Ratcliff WC et al. (2012) Experimental evolution of multicellularity. PNAS, 109, 1595-600 Miyashiro T, Ruby EG (2012) Shedding light on bioluminescence regulation in Vibrio fischeri. Mol Microbiol 84(5), 795-806.

Maianskiĭ AN, Chebotar' IV, Evteeva NI, et al. (2012) Interspecies interaction of bacteria and the formation of mixed (polymicrobial) biofilm. Zh Mikrobiol Epidemiol Immunobiol (1), 93-101.

Hadjifrangiskou M, Gu AP, Pinkner JS, Kostakioti M, Zhang EW, Greene SE, Hultgren SJ (2012) Transposon mutagenesis identifies uropathogenic Escherichia coli biofilm factors. J Bacteriol. 194, 6195-6205

Asally M et al. (2012) Localized cell death focuses mechanical forces during 3D patterning in a biofilm, PNAS, 109, 18891-96 http://www.pnas.org/content/109/46/18891

Wolcott R, Costeron JW, Raoult D, Cutler SJ (2012) The polymicrobial nature of biofilm infection. Clinical Mycrobiology and Infection. 19, 2. http://www.ncbi.nlm.nih.gov/pubmed/22925473

Marks LR, Davidson BA, Knight PR, Hakansson AP (2013) Interkingdom Signaling Induces Streptococcus pneumoniae Biofilm Dispersion and Transition from Asymptomatic Colonization to Disease. mBio, 4 (4), e00438-13 DOI: 10.1128/mBio.00438-13 http://www.ncbi.nlm.nih.gov/pubmed/23882016

Bjarnsholt T (2013) The role of bacterial biofilms in chronic infections. APMIS. Supplementum. APMIS Published by Blackwell Publishing Ltd. http://www.nextbio.com/b/search/article.nb?id=23635385
„ Acute infections are assumed to involve planktonic bacteria, which are generally treatable with antibiotics, … . However, in cases where the bacteria succeed in forming a biofilm within the human host, the infection often turns out to be untreatable and will develop into a chronic state."

Lanter BB, Sauer K, Davies DG. (2014) Bacteria present in carotid arterial plaques are found as biofilm deposits which may contribute to enhanced risk of plaque rupture. mBio 5(3), e01206-14. doi:10.1128/mBio.01206-14. http://mbio.asm.org/content/5/3/e01206-14

Wu S, Li X, Gunawardana M, Maguire K, Guerrero-Given D, Schaudinn C, Wang C, Baum MM, Webster P. (2014) Beta- Lactam Antibiotics Stimulate Biofilm Formation in Non-Typeable Haemophilus influenzae by Up-Regulating Carbohydrate Metabolism. PLoS One. 9(7), e99204. doi: 10.1371/journal.pone.0099204. eCollection 2014. http://www.plosone.org/article/info%3Adoi%2F10.1371%2Fjournal.pone.0099204 http://www.ncbi.nlm.nih.gov/pubmed/25007395

Huismans BD (2014) Abwehr- und Escape- Mechanismen der Borrelien gegen das menschliche Immunsystem und gegenüber Antibiotika und Chemotherapeutika. Warum Borrelien infektiös bleiben trotz intensiver antibiotischer Behandlung. http://www.xerlebnishaft.de/escape.pdf   http://www.xerlebnishaft.de/escape_eng.pdf

Weiterführende Literatur zu Punkt 11: Biofilme, pleomorphe Formen, Persister Formen

Biofilme in der Humanmedizin http://www.erlebnishaft.de/biofilmmed.pdf

Quorum sensing, Inter-kingdom communication, Kohärenz und Kohärenz – Inhibitoren, Biofilm – Lyse http://www.xerlebnishaft.de/quorum.pdf

Bakterien Pleomorphie http://www.erlebnishaft.de/stressvar1.pdf

Borrelien – Populations – Dynamik http://www.erlebnishaft.de/stressvar2.pdf

Literatur zu Punkt 12: Diskussion

Urban C, Rahal JR, Luft B (1991) Effect of a β-lactamase inhibitor, tazobactam, on growth and penicillin-binding proteins of Borrelia burgdorferi. FEMS Microbiology Letters 82(1), 113-116. https://www.researchgate.net/publication/21497431_Effect_of_a_beta-lactamase_inhibitor_tazobactam_on_growth_and_penicillin-binding_proteins_of_Borrelia_burgdorferi

Gasser R, Reisinger E, Eber B, Pokan R, Seinost G, Bergloff J, Horwarth R, Sedaj B, Klein W (1995) Cases of Lyme borreliosis resistant to conventional treatment: improved symptoms with cephalosporin plus specific beta-lactamase inhibition. Microb Drug Resist 1(4), 341-4. http://www.ncbi.nlm.nih.gov/pubmed/9158807 http://www.benbrew.com/lb/lactamase.pdf

Mattman L (2001) Cell Wall Deficient Forms, Third Edition: Stealth Pathogens. CRC Press ISBN-13: 978-0849387678 ISBN-10: 0849387671 Edition: 3rd http://www.amazon.com/dp/0849387671

Falkow S (2004) Molecular Koch's postulates applied to bacterial pathogenicity--a personal recollection 15 years later. http://www.ncbi.nlm.nih.gov/pubmed/15035010

Breitschwerdt EB et al. (2013) Koch's Postulates and the Pathogenesis of Comparative Infectious Disease Causation Associated with Bartonella species. Journal of Comparative Pathology 148(2–3), 115–125 http://www.sciencedirect.com/science/article/pii/S0021997512004367 "[We] ... propose an additional postulate of comparative infectious disease causation to Koch's postulates." http://www.xerlebnishaft.de/expand_koch_post.pdf

Neufassung der Henle-Koch´schen Postulate http://www.xerlebnishaft.de/expand_koch_post.pdf

Disclaimer

Nach dem Urteil vom 12. Mai 1998 - 312 O 85/98 - "Haftung für Links", Landgericht (LG) Hamburg ergeht folgende Erklärung: Die Autoren distanzieren sich vorsorglich ausdrücklich von allen Inhalten der verlinkten externen Internetseiten und machen sich diese Inhalte nicht zu Eigen. Diese Erklärung gilt für alle angebrachten Links. URL: http://www.wwwarchiv.de/wwwarchiv/anfang/all/recht.html

Nutzungsbedingungen und Haftungsausschluss

Der Beitrag kann einen Besuch beim Arzt keinesfalls ersetzen. Der Beitrag wurde mit der größten Sorgfalt erstellt. Für die Genauigkeit oder Richtigkeit der mitgeteilten Informationen können die Autoren die Verantwortung dennoch nicht übernehmen. Unter keinen Umständen sind die Verfasser des Beitrags für irgendwelche Verluste und Schäden haftbar zu machen, die dem Nutzer dadurch entstehen können, dass er auf eine Information vertraut, die er im Rahmen der Nutzung des Beitrags erhalten hat.

Die Autoren stehen in keinem finanziellen Abhängigkeitsverhältnis.
Der Beitrag wurde ohne jegliche finazielle Zuwendung erstellt.

Korrespondenzadresse

Dr. med. Axel Hübner, praktizierender Arzt und Facharzt für Urologie. Deutschland, mailto: lexa2210@web.de

Dr. med Bernt Dieter Husmans, Facharzt für Innere Medizin, Deutschland, Zusammenstellung der Literatur- und Studienlisten auf der Internet-Webseite www.erlebnishaft.de

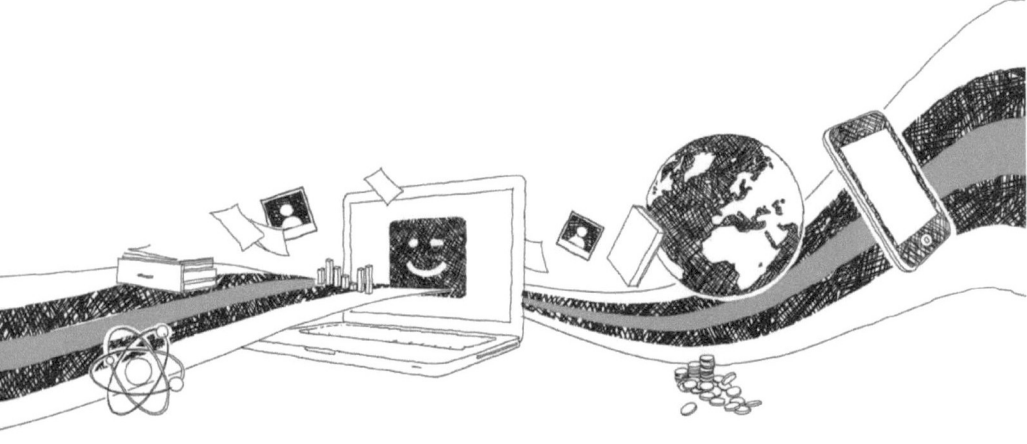
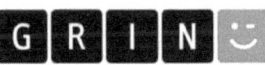